Dr Maurice PILLON

Ancien Interne Lauréat des Hôpitaux de Lyon,
(Prix Bouchet, 1914),
Préparateur adjoint à la Faculté de Médecine,
Diplômé d'études d'Hygiène.

Les Formes cliniques

de la

Syphilis articulaire

et leur diagnostic

avec les Arthropathies tuberculeuses

LYON. — A. REY

LES FORMES CLINIQUES

DE LA

SYPHILIS ARTICULAIRE

ET LEUR DIAGNOSTIC

AVEC LES ARTHROPATHIES TUBERCULEUSES

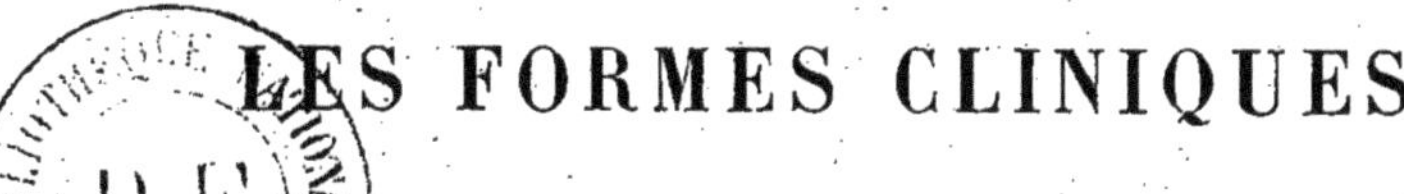

LES FORMES CLINIQUES

DE LA

SYPHILIS ARTICULAIRE

ET LEUR DIAGNOSTIC

AVEC LES ARTHROPATHIES TUBERCULEUSES

PAR

Le Dr Maurice PILLON

Ancien interne Lauréat des Hôpitaux de Lyon
(Prix Bouchet, 1914).
Préparateur adjoint à la Faculté.
Diplomé d'études d'Hygiène.

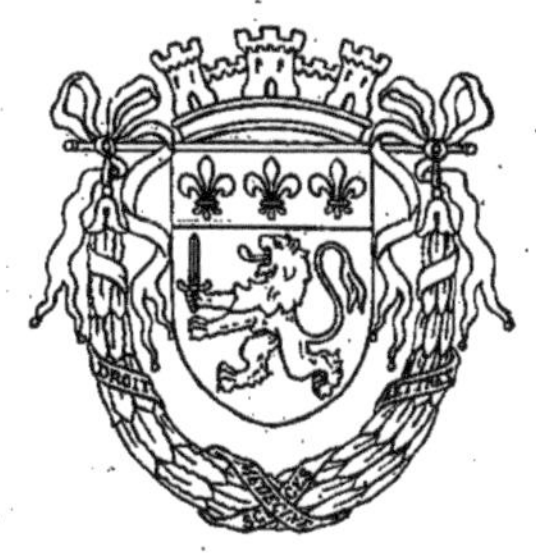

LYON

A. REY, IMPRIMEUR-ÉDITEUR DE L'UNIVERSITÉ

4, RUE GENTIL, 4

1914

PUBLICATIONS ANTÉRIEURES

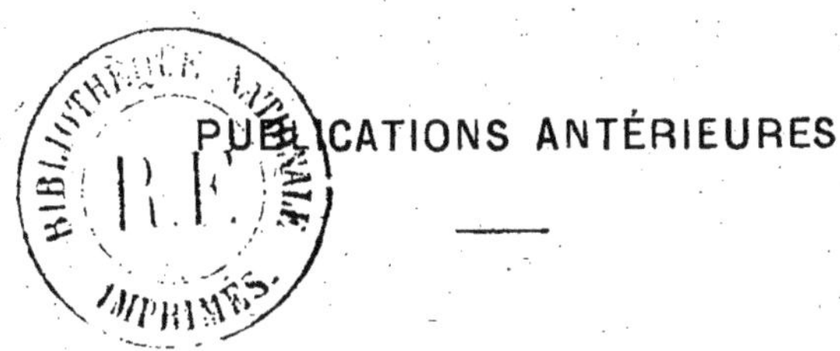

Réaction de Wassermann chez le nouveau-né, en collaboration
avec M. le Dr Plauchu *(Société nationale de Médecine de
Lyon, 24 avril 1911).*

Kyste hémorragique du creux poplité, en collaboration avec
M. le Dr Cotte *(Gazette des Hôpitaux, 1911).*

Hallux valgus et tuberculose, en collaboration avec M. le
Dr Cotte *(Revue d'Orthopédie, 1912).*

Maladie de Parkinson et rééducation musculaire, en collaboration avec M. le Dr Froment *(Société médicale des Hôpitaux
de Lyon, 5 mars 1912).*

Des suites opératoires d'une gastro-entéro-anastomose pour
brûlure de l'estomac par l'acide azotique. Intolérance gas-
trique persistante cédant à la cure de bouillon de légumes,
en collaboration avec M. le Dr Froment *(Société médicale
des Hôpitaux de Lyon, 7 mai 1912).*

A propos de deux cas d'aphasie motrice pure, en collaboration
avec M. le Dr Froment *(Société médicale des Hôpitaux de
Lyon, 18 mars 1913).*

Aphasie et gliômes cérébraux, en collaboration avec MM. Froment et Dupasquier *(Société médicale des Hôpitaux de
Lyon, 18 mars 1913).*

Sur la valeur curatrice des injections d'essence de térébenthine
chez les enfants, en collaboration avec M. le Dr Péhu *(Lyon
Médical, 7 décembre 1913).*

Ictère hémolytique acquis d'origine syphilitique, en collaboration avec M. le professeur Nicolas et MM. les Drs Massia

et Gaté *(Société médicale des Hôpitaux de Lyon*, 3 mars
1914).

Sur un cas de xeroderma pigmentosum, en collaboration avec
M. le professeur Nicolas et MM. les Drs Massia et Gaté
(Société médicale des Hôpitaux de Lyon, 31 mars 1914).

Lichen scrofulosorum et parapsoriasis lichénoïde, en collaboration avec M. le professeur Nicolas et MM. les Drs Massia
et Gaté *(Société médicale des Hôpitaux de Lyon*, 7 avril
1914).

Tuberculose cutanée sans adénopathie, en collaboration avec
M. le professeur Nicolas et MM. les Drs Massia et Gaté
(Société médicale des Hôpitaux de Lyon, 7 avril 1914).

Syphilis gommeuse avec adénopathie, en collaboration avec
M. le professeur Nicolas et MM. les Drs Massia et Gaté
(Société médicale des Hôpitaux de Lyon, 28 avril 1914).

En Préparation :

*Actinomycose à foyers multiples avec grand abcès et dermite
superficielle ectymateuse chez un enfant*, en collaboration
avec M. le professeur Nicolas et MM. les Drs Massia et
Gaté.

*Plusieurs cas d'amélioration chez des tabétiques par le néo-
salvarsan*, en collaboration avec M. le professeur Nicolas.

A LA MÉMOIRE DE MA MÈRE

A TOUS LES MIENS

A mon Maître et Président de thèse :

Monsieur le Professeur NICOLAS

*Hommage de respectueuse reconnaissance et
de sincère attachement.*

A MES MAITRES DANS LES HOPITAUX

EXTERNAT

MM. le Professeur VALLAS, chirurgien honoraire des hôpitaux.

le Professeur BÉRARD.

le Professeur agrégé NOVÉ-JOSSERAND, chirurgien des hôpitaux.

le Professeur agrégé GAYET, chirurgien des hôpitaux.

le Professeur LÉPINE.

le Docteur MOUISSET, médecin honoraire des hôpitaux.

le Docteur MOLLARD, médecin des hôpitaux.

INTERNAT

A la Mémoire du Professeur PONCET

MM. le Docteur PLAUCHU, accoucheur des hôpitaux.

le Professeur P. COURMONT, médecin des hôpitaux.

le Professeur PAVIOT, médecin des hôpitaux.

le Docteur PÉHU, médecin des hôpitaux.

le Professeur A. POLLOSSON.

le Professeur NICOLAS.

le Professeur agrégé GAYET, chirurgien des hôpitaux.

A MES MAITRES

MM. le Professeur agrégé PATEL, chirurgien des hôpitaux.

le Professeur agrégé FROMENT, médecin des hôpitaux.

le Professeur agrégé LERICHE.

le Professeur agrégé COTTE.

A NOS MAITRES A LA FACULTÉ

(Laboratoire d'Anatomie pathologique)

―――――

MONSIEUR LE PROFESSEUR PAVIOT

Respectueux hommage d'un élève reconnaissant.

MONSIEUR LE DOCTEUR BÉRIEL

MONSIEUR LE PROFESSEUR AGRÉGÉ SAVY

MONSIEUR LE DOCTEUR BOUCHUT

Nous exprimons à M. le Professeur agrégé NOVÉ-JOSSE-RAND, chirurgien des hôpitaux, toute notre gratitude pour son obligeance à notre égard et pour les précieux conseils qu'il a bien voulu nous donner.

Nous remercions M. le Professeur TEISSIER, M. le Professeur TIXIER, M. le Dr DURAND, M. le Dr VIGNARD et M. le Dr DUFOURT des observations intéressantes qu'ils nous ont procurées.

LES FORMES CLINIQUES

DE LA

SYPHILIS ARTICULAIRE

ET LEUR DIAGNOSTIC
AVEC LES ARTHROPATHIES TUBERCULEUSES

INTRODUCTION

L'étude du diagnostic différentiel de la syphilis et
de la tuberculose articulaires n'est pas chose nouvelle.
Tous les traités classiques, tous les travaux concer-
nant particulièrement les arthropathies syphilitiques
abordent la question. Presque tous les auteurs, après
avoir mis en parallèle les signes cliniques propres
aux deux affections, arrivent à conclure que le diagnostic est chose facile à qui sait examiner avec soin.

Et cependant, quand on passe de la théorie à la pratique, lorsque, mis en présence d'une arthropathie, on
essaie d'en déterminer la cause, on se heurte à de
grosses difficultés ; les signes les plus caractéristiques
se montrent en défaut. Il suffit d'ailleurs de lire les
observations publiées de loin en loin dans les journaux
spéciaux pour s'en convaincre : tantôt il s'agit d'un

malade, dont l'habitus extérieur est celui du tuberculeux typique ; l'arthropathie dont il souffre est mise
tout naturellement sur le compte du bacille de Koch ;
elle guérit cependant, comme par enchantement, avec
un traitement mercuriel; tantôt, c'est un malade en
traitement depuis plusieurs mois, pour une tumeur
blanche tuberculeuse, qu'on est prêt à réséquer ou
même qui est voué à l'amputation, et qui doit la conservation de son articulation à l'apparition heureuse
mais toute fortuite d'un accident cutané, muqueux,
oculaire ou autre qu'un dermatologiste attribue à
la syphilis; un traitement spécifique remet tout en
ordre en quelques semaines. Et cependant, dans tous
ces cas, l'examen clinique le plus minutieux ne per-
mettait pas même de soupçonner la syphilis.

C'est cette insuffisance des signes cliniques dans
cette question de diagnostic différentiel, que nous voulons mettre en évidence dans notre travail : « Après
avoir, dans un cas douteux, et par un examen minutieux, laborieusement édifié un diagnostic, on peut,
dit Fournier, le démolir pièce à pièce, en prenant à
part chacun des signes qui le composent, en démon-
trant que ce signe est sujet à faire défaut, qu'il ne
comporte rien de pathognomonique ni de sûrement
distinctif, qu'il peut figurer en des états morbides différents. »

Il n'est pas de clinicien, même spécialisé, qui, à la
simple inspection d'une ulcération cutanée, ose en
faire le diagnostic étiologique ferme; il réclame toujours des renseignements complémentaires : séro-dia-
gnostics, cultures et surtout inoculation. Et cepen-

dant, il a à sa disposition le contrôle de la vue, il voit
les lésions telles qu'elles sont, il n'a pas besoin de les
deviner comme lorsqu'il se trouve en présence de phénomènes articulaires où tout se passe dans la profondeur,
caché par une barrière cutanée.

La syphilis et la tuberculose sont deux infections qui
donnent lieu, comme l'ont montré MM. Nicolas et
Favre, à des édifications histologiques identiques ;
nodules de Friedlaender, follicules de Köster avec
leurs diverses parties constituantes, cellules géantes,
cellules épithélioïdes, etc., se retrouvent dans les deux
cas. Cette identité microscopique a pour conséquence
une ressemblance quelquefois absolue dans l'aspect
macroscopique.

Il faut donc lutter contre cette tendance à vouloir, à
tout prix, trouver des signes distinctifs de la syphilis
et de la tuberculose articulaires ; il faut savoir demander à toutes les ressources que nous assure le laboratoire, les éclaircissements que la clinique est dans
l'impossibilité de fournir. Nous dirons plus, il faut en
user largement, même dans les cas où cela pourrait
sembler inutile.

Notre classification des arthropathies syphilitiques
sera simple. Nous avons dit que le spirochète pouvait
être assimilé, au point de vue des lésions qu'il donne,
au bacille de Koch. Nous retrouvons, par suite, dans
la syphilis, les mêmes manifestations articulaires que
dans la tuberculose :

Arthralgie et pseudorhumatisme ;

Hydarthrose ;

Pseudotumeur blanche.

Nous nous proposons d'étudier chacune de ces formes, en montrant qu'elles peuvent toutes se rencontrer, aussi bien dans la syphilis acquise que dans la syphilis héréditaire avec des différences minimes ; aussi, à l'encontre des classiques, ne séparerons-nous pas dans notre étude la syphilis héréditaire de la syphilis acquise.

A propos de chaque forme, nous montrerons quelle est la valeur exacte qu'il faut donner aux signes locaux dans l'édification du diagnostic avec la tuberculose.

Quant aux autres signes fournis par l'examen général du sujet, les épreuves de laboratoire, l'épreuve du traitement, nous les réserverons pour la fin et les étudierons seulement à propos de la pseudotumeur blanche, qui constituera d'ailleurs la partie la plus intéressante de ce travail.

CHAPITRE PREMIER

ARTHRALGIES ET PSEUDORHUMATISME

Ce groupe ne correspond à aucune donnée anatomique précise ; il n'est isolable qu'au point de vue clinique. Les lésions qu'il représente sont-elles causées par le tréponème, ou, comme on le suppose pour le rhumatisme tuberculeux, par les toxines de cet agent ? Nous ne saurions le dire. Il est probable qu'elles ont les caractères des lésions d'ordre inflammatoire banal, donnant lieu au syndrome pseudorhumatisme au même titre que le bacille de Koch, ou autre agent infectieux quel qu'il soit. Aussi ne doit-on pas s'étonner de voir, dans ce groupe, les mêmes formes cliniques que dans le groupe des rhumatismes tuberculeux : arthralgie simple, arthropathies pseudorhumatismales aiguë, subaiguë ou chronique, ces différentes formes cliniques s'expliquant probablement par des différences dans le degré de virulence de l'agent causal.

A. — SYMPTOMATOLOGIE

I. — ARTHRALGIES

Elles représentent la forme la plus simple et aussi la plus fréquente des manifestations articulaires de la syphilis. Les mieux connues sont celles qui se rencontrent dans la syphilis acquise; celles de la syphilis héréditaire sont plus discutables.

Cette forme d'arthropathie est caractérisée simplement par une sensibilité douloureuse d'une et le plus souvent de plusieurs articulations, sans aucun signe physique. La douleur est ordinairement peu intense, ce sont plutôt des « courbatures » rendant pénibles certains mouvements, les mouvements de flexion du genou, par exemple; elle est souvent plus intense la nuit, quoique ce caractère n'ait rien de constant; plus souvent, elle est améliorée par les mouvements, comme si les articulations « se dérouillaient ». Cette douleur est une douleur *sine materia*, l'examen de la jointure ne révélant ni tuméfaction, ni rougeur. Elle est, nous l'avons dit, le plus souvent polyarticulaire, mais un traumatisme antérieur, ou une atteinte antérieure de l'articulation, comme dans un cas que cite Morestin où il y avait eu un peu d'arthrite sèche, semble appeler tout particulièrement la localisation à ce niveau.

L'évolution de ces arthralgies est assez lente: elle peut durer des mois si elles ne sont pas traitées, et aboutir ainsi à une sorte de rhumatisme chronique; elles sont, au contraire, très rapidement influencées par le traitement spécifique. Morestin émet l'hypothèse que cette atteinte légère des articulations peut favoriser, pour l'avenir, la localisation de lésions tertiaires; cela n'est pas démontré.

Tous ces phénomènes, avons-nous dit, peuvent s'observer aussi bien dans la syphilis acquise que dans la syphilis héréditaire.

a) *Dans la syphilis acquise*, le tableau clinique est celui que nous avons tracé plus haut. Il évolue, en général, en pleine période secondaire, quelquefois se prolonge un peu plus tard, quelquefois aussi apparaît avant l'accident primitif.

b) *Dans la syphilis héréditaire*, Fournier admet l'existence de phénomènes articulaires analogues, plus aigus cependant, mais toujours sans modifications appréciables de l'articulation, et sans l'ombre de réaction fébrile. La douleur est, soit sourde et supportable, soit vraiment aiguë, empêchant tout mouvement ; elle est baptisée douleur rhumatismale ou douleur de croissance. Son seul caractère distinctif est de guérir avec une rapidité surprenante par l'administration d'iodure.

II. — PSEUDO-RHUMATISMES

a) **Forme aiguë.** — Connue seulement dans la syphilis acquise, elle peut survenir à toutes ses périodes. Le plus fréquemment, c'est au cours de la période secondaire qu'on l'observe. Mais Huzar récemment *(Wiener klinische Wochenschrift*, 1914) a attiré l'attention sur des rhumatismes articulaires aigus syphilitiques dans la période tardive de la syphilis. Ces formes peuvent simuler absolument le rhumatisme articulaire aigu. En même temps que des phénomènes généraux parfois intenses, consistant en malaises, courbatures et fièvre souvent assez élevée, s'installent des douleurs articulaires avec fluxion et phénomènes inflammatoires. Les lésions sont, le plus souvent, oligo-articulaires, localisées aux grosses articulations;

mais il existe aussi des rhumatismes généralisés même aux articulations des doigts, comme on pourra le voir dans quelques-unes des observations citées plus loin.

La douleur est vive, continue, exagérée par tout essai de mobilisation et par la pression. Morestin lui donne comme caractère particulier d'être fixe; elle serait aussi plus violente la nuit que le jour.

La fluxion articulaire et périarticulaire peut être très prononcée; il y a souvent un peu d'épanchement intraarticulaire. La peau est rosée, quelquefois même prend un aspect pseudo-phlegmoneux.

La température, enfin, peut atteindre 4o degrés; la courbe thermique ne se laisse, d'ailleurs, ramener à aucun type.

Le salicylate de soude est sans effet; au contraire, la *restitutio ad integrum* s'obtient rapidement par un traitement spécifique; sinon la durée de l'affection peut être extrêmement longue; petit à petit s'établit l'état chronique se traduisant par des processus destructifs qui se montrent rebelles à toute intervention thérapeutique.

b) **Forme subaiguë.** — Elle peut être soit subaiguë d'emblée, soit consécutive à la forme précédente. Elle ne s'en distingue que par l'atténuation de tous les signes énumérés plus haut.

c) **Forme chronique.** — Elle est beaucoup plus mal connue. Son existence ne paraît pas cependant faire de doute; il est en tout cas logique de le penser. Fournier, du reste, la cite comme possible à la suite

du pseudo-rhumatisme aigu ou subaigu et elle se mani-
festerait par des signes d'arthrite sèche : les craquements articulaires, fréquents chez les syphilitiques
anciens, ne seraient pas autre chose que les séquelles
d'un pseudo-rhumatisme ou d'une hydarthrose syphilitique. Steinberg, Huzar pensent de même. Mais cette
forme est encore trop mal connue pour que nous insis-
tions; la preuve de son origine syphilitique fait trop
souvent défaut, car le traitement paraît être sans effet.

Avant d'étudier le diagnostic différentiel de ce
groupe d'arthropathies pseudo-rhumatismales, nous
désirons, pour compléter cette étude clinique, citer
quelques-unes des observations les plus typiques que
nous avons relevées.

Observation I

(Fournier, in Syphilis héréditaire tardive).

Enfant de huit ans est pris, sans fièvre, sans état général con-
comitant, de vives douleurs articulaires, à exacerbations nocturnes très accentuées.

Connaissant ses antécédents héréditaires, on prescrit l'iodure
de potassium. Immédiatement les douleurs se calment comme
par enchantement.

Observation II (inédite)

(Due à l'obligeance du Dr André Dufourt).

X..., quarante-deux ans. Chancre de la verge à vingt-
quatre ans. Syphilides. Traité par des injections de biiodure la
première année, par des pilules la seconde. Malgré ce traitement
assez intensif surviennent des syphilides du cuir chevelu, puis

des lésions ulcéreuses de la cuisse gauche, du bras, du front, dont il persiste des cicatrices déprimées. Contre ces accidents, survenus vers l'âge de vingt-cinq ans, on fait au malade à l'hôpital Saint-Louis, à Paris, des injections d'huile grise.

Il reste sans accident jusqu'à trente-trois ans. On lui fait cependant à Berlin trente frictions, en 1903. A trente-quatre ans, première crise de sciatique bilatérale avec prédominance à gauche, qui est traitée par de l'iodure. Dans la suite, récidives fréquentes, sans cependant de crises vraiment aiguës. Plusieurs onyxis, dont une suppurée.

Depuis, il prend tous les ans 30 grammes d'iodure au printemps.

En septembre 1913, le malade a une nouvelle crise de douleurs sciatiques pour laquelle, en octobre, il est forcé d'interrompre son travail. A peu près en même temps apparaissent des douleurs en ceinture, et des douleurs fulgurantes dans les membres inférieurs.

Le 15 novembre 1913, surviennent des douleurs dans les articulations métatarso-phalangiennes des trois derniers orteils gauches. La douleur est très vive; il y a de la rougeur locale, de l'œdème. Le malade est dans l'impossibilité de marcher, de supporter le poids des couvertures. Il n'a pas de fièvre. Il prend de l'antipyrine, du salicylate, du pyramidon sans effet, malgré de fortes doses.

Le 18 novembre, le malade présente des signes d'arthrite du cou-de-pied gauche. Il a de la rougeur, un peu d'œdème; on réveille une douleur vive à la pression des os; l'impotence fonctionnelle est absolue, le malade est forcé de rester alité. Il prend 6 grammes de salicylate de soude.

Malgré cela, le 10 décembre apparaissent des douleurs vives dans l'épaule droite, sans œdème ni rougeur, sans craquements dans les mouvements qui sont d'ailleurs limités par la douleur; en même temps le malade présente des signes de synovite des tendons extenseurs du pouce droit, de l'arthralgie du poignet droit et de la talalgie gauche. Enfin dans les jours suivants on assiste à une généralisation des phénomènes douloureux à la colonne cervicale.

Le Dr Dufourt voit le malade seulement à ce moment.

A l'examen il constate : cœur et poumons normaux ; foie un peu gros, un peu dur ; le malade avoue des accès éthyliques anciens ; système nerveux central normal : pas de signes de tabes, ni Romberg, ni Argyll, ni Westphal. Les urines contiennent un peu de sucre et d'albumine.

Onyxis du pouce droit.

Les douleurs des membres inférieurs affectent la forme sciatique radiculaire : bande d'hypoesthésie au tact et thermodysesthésie légère sur la face externe de la cuisse et de la jambe depuis le haut jusqu'en bas des deux côtés, surtout à gauche ; vives douleurs sur le trajet du sciatique à la fesse seulement ; pas de points de Valleix à la cuisse ; signes de Lassègue et de Bonnet des deux côtés. Pas d'atrophie apparente ; pas d'adipose souscutanée. Donc sciatique radiculaire double.

Ces phénomènes de radiculite sont apparus un peu tout le long de la colonne : douleurs en ceinture légères, douleurs interscapulaires propagées à la face postérieure du deltoïde et du bras droits, douleurs de la nuque. Il y a de l'hyperesthésie cutanée de ces régions.

La mobilisation de la colonne est douloureuse et impossible à la nuque ; le malade ne peut pas plier la tête ; on constate les signes d'arthrite signalés plus haut à l'épaule et au poignet droit.

Le malade a pris jusqu'à ce moment 250 grammes de salicylate, plus du pyramidon et de l'antipyrine en grande quantité, cela sans aucun résultat.

Le Dr Dufourt institue un traitement hydrargyrique : 2 centigrammes de biiodure tous les deux jours.

Une amélioration se fait sentir rapidement. Les douleurs sciatiques diminuent d'intensité ; les phénomènes d'arthrite disparaissent dans le mois qui suit, les uns après les autres. Peu à peu le malade, qui était alité et entouré de bandes, se lève et marche.

1er janvier. — Il descend ses cinq étages et les remonte.

1er février. — Il persiste quelques douleurs dans l'épaule droite, qui ne l'empêchent pas cependant de mettre la main droite derrière la tête, quelques douleurs de la nuque ; quelques douleurs de la fesse gauche, de l'articulation tibiotarsienne gauche et des articulations métatarso-phalangiennes, douleurs d'ailleurs peu vives.

3o mars. — Le malade qui a recu au total trente piqûres de biiodure de 2 centigrammes et a pris soixante pilules de proto-iodure de 5 centigrammes est complètement guéri. Toutes les arthrites ont disparu. Mais il est survenu depuis quelques jours une petite nodosité au niveau du point d'insertion du tendon d'Achille gauche.

L'albumine et le sucre ont disparu de l'urine.

Le malade a repris plusieurs kilogrammes. Il a recommencé à travailler.

Observation III

Gaillard, Le pseudo-rhumatisme syphilitique
(*Société médicale des Hôpitaux de Paris*, 1906).

L...., peintre en bâtiment, âgé de vingt-cinq ans, n'a jamais eu de colique de plomb; mais, à seize ans, il a contracté une blennorragie qui a duré deux mois. A l'âge de vingt-trois ans, *rhumatisme polyarticulaire aigu*, non blennorragique, nécessitant un séjour de deux mois et demi à Lariboisière; on a parlé d'endocardite. Il y a quatre mois, nouvelle blennorragie, sans rhumatisme articulaire.

Il y a six semaines, le malade a vu survenir un chancre induré du prépuce.

C'est pour un rhumatisme polyarticulaire qu'il demande, le 2 avril 1903, son admission dans mon service. Le début de ce rhumatisme remonte à quinze jours.

Actuellement, la tuméfaction douloureuse s'observe aux articulations tibio-tarsiennes et tarso-métatarsiennes, aux genoux droit et gauche. Le genou gauche est le siège d'une hydarthrose, parfaitement caractérisée. Température rectale : 39°1. Langue saburrale, soif vive, céphalalgie violente. Les bruits du cœur sont sourds, mais il n'y a pas de souffle. Rien dans les plèvres.

Pas d'albumine.

Traitement : antipyrine 1 gramme. Onctions de salicylate de méthyle sur les jointures.

3 avril. — 37°6. En examinant le tégument externe, je constate une roséole manifeste au tronc et aux membres. Syphilides papuleuses au front et au cou. Ulcération du sillon balanopréputial. Pas d'ulcérations de la bouche ni de la gorge ; les ganglions inguinaux sont tuméfiés, non douloureux.

Donc la syphilis n'est pas douteuse. Je prescris une injection intramusculaire quotidienne de benzoate de mercure, à la dose de 2 centigrammes. On continuera l'usage du salicylate de méthyle, mais on n'administrera plus ni antipyrine ni préparation salicylée.

Le soir, 39°5.

4 avril. — 37°9. Peu de changement au point de vue des articulations ; même immobilité des membres inférieurs. Mais l'état général est moins mauvais. Les bruits du cœur sont à peu près normaux.

Le soir, 37°7.

5 avril. — 37°3 et 37°7. Amélioration de l'état des jointures ; les douleurs sont beaucoup moins vives, l'hydarthrose du genou gauche s'atténue. Disparition de la céphalalgie.

6 avril. — 37°3 et 37°5. L'amélioration s'accentue.

7 avril. — 37°5. Les douleurs ont complètement disparu ; les jointures ont repris leur aspect normal.

Le malade se lève et marche sans difficulté.

Observation IV (inédite)

(Due à l'obligeance de M. le professeur Teissier).

P... Joséphine, vingt-six ans, entre à la clinique le 17 janvier 1914, pour des douleurs dans les membres inférieurs.

Rien à signaler dans les antécédents héréditaires.

Personnellement, variole à trois ans, syphilis à dix-sept ans, soignée très irrégulièrement. Tousse un peu depuis quatre ans ; pas d'hémoptysie. Ethylisme.

L'affection actuelle a débuté il y a quinze jours, par des douleurs dans les jambes et au niveau des cous-de-pied et des genoux; trois jours après apparurent des plaques indurées, de siège variable.

A l'entrée, douleurs dans les genoux et les cous-de-pied. Erythème polymorphe : placards de la largeur d'une main, rouges, presque ecchymotiques sur la jambe droite; nodules typiques d'érythème noueux disséminés sur la jambe et la cuisse des deux côtés, et au niveau du coude et du poignet droits.

Rien aux autres appareils.

Céphalée assez violente.

Température : 39°2.

Réaction de Wassermann positive.

Séro-diagnostic tuberculeux négatif.

La malade est traitée par l'iodure de potassium (3 gr. par jour) et l'aspirine (1 gr. 50).

La céphalée, les douleurs et les nodosités disparaissent en quelques jours, la température tombe à la normale au quatrième jour.

27 janvier. — La malade peut être considérée comme complètement guérie.

OBSERVATION V (résumée)

Dominici, Contribution à l'étude des arthropathies syphilitiques
(*Policlinico*, XIII, septembre 1906).

Chez un homme de cinquante-quatre ans et chez une femme de trente-cinq ans, évolue une polyarthrite de date ancienne avec des alternatives d'amélioration et d'aggravation. Les articulations atteintes présentent une tuméfaction de consistance molle et fluctuante avec phénomènes inflammatoires très limités, augmentation nocturne des douleurs, intégrité des surfaces contrôlée à la radiographie. Le liquide contient des leucocytes à prédominance polynucléaire et quelques hématies. L'ensemencement et l'inoculation de ce liquide sont négatifs. Epreuve de la tuberculine négative.

Dans le premier cas, l'affection dès le début a revêtu un caractère chronique; dans le deuxième, le début a été assez aigú (38°5 et frissons).

Par un traitement spécifique, épanchements, douleurs, fièvre disparaissent rapidement.

B. — DIAGNOSTIC

Notre étude diagnostique entre ces formes pseudo-rhumatismales de la syphilis et les pseudo-rhumatismes tuberculeux sera brève. Ces deux ordres d'affections sont, en effet, unis par des liens étroits, on ne peut que les rapprocher; leur mécanisme de production est probablement le même, les lésions déterminées sont probablement très superposables. Aucun des signes que nous avons donnés n'est spécifique : on retrouve mêmes symptômes généraux, mêmes symptômes locaux dans les formes correspondantes de tuberculose articulaire. Le salicylate de soude dans les deux cas est inefficace, les complications cardiaques sont absentes, tous faits d'ailleurs communs à tous les pseudo-rhumatismes, quelle que soit leur origine.

L'examen des articulations, à lui seul, ne suffit donc pas à faire un diagnostic; nous étudierons plus loin quels sont les autres signes dont on peut disposer et quelle est leur valeur.

CHAPITRE II

HYDARTHROSE SECONDAIRE

A. — SYMPTOMATOLOGIE

L'hydarthrose est une manifestation de la syphilis secondaire qui n'est pas très rare. Là encore, comme pour les arthralgies, il est difficile d'en déterminer la fréquence, car, certainement, nombreux sont les cas qui, par suite du peu de troubles fonctionnels qu'ils donnent, ne sont pas soumis au médecin.

C'est une manifestation précoce de la syphilis : le cas de Gerin-Roze cité partout d'hydarthrose survenue dix jours après l'apparition du chancre est un bel exemple de cette précocité. Cependant, ce cas semble unique et, le plus souvent, c'est en coïncidence avec les éruptions secondaires qu'apparaissent ces manifestations articulaires. Quant aux cas plus tardifs, à cheval sur la période secondaire et la période tertiaire, il est fort possible que les débuts de leur évolution aient passé inaperçus. La gravité de la syphilis, elle, ne semble pas avoir une grande influence sur la fréquence de ces arthropathies.

La localisation de l'hydarthrose est variable. Elle

est quelquefois unilatérale, localisée dans ce cas le plus souvent au genou. Plus fréquemment elle frappe plusieurs jointures : dans ce cas, il est presque de règle que les articulations atteintes le soient symétriquement. D'autres fois, on voit trois articulations malades. Ce sont presque toujours de grosses articulations, et, par ordre de fréquence, les genoux, les coudes, les poignets et les tibio-tarsiennes. La localisation, du reste, peut être influencée par une atteinte ou un traumatisme antérieurs, et un des plus beaux exemples à ce sujet est fourni par l'observation de Griffon et Deherain, citée plus loin, où, après avoir présenté des signes de pseudo-rhumatisme généralisé, l'affection se localisa sous forme d'hydarthrose au genou et au poignet droits qui avaient été antérieurement le siège de traumatismes sérieux.

Le plus souvent première manifestation articulaire de la syphilis, l'hydarthrose survient dans d'autres cas après des arthralgies ou du pseudo-rhumatisme plus ou moins généralisés. Le début en est assez insidieux, peu douloureux, souvent même n'amenant pas le malade au médecin. En effet, la douleur gêne à peine les mouvements de l'article, ils sont absolument libres et absolument pas limités. La marche est à peine influencée.

L'examen de la jointure y révèle de l'hydarthrose, ordinairement peu abondante, sans empâtement périarticulaire, sans épaississement de la synoviale. Il n'y a pas d'épaississement des épiphyses ni d'hyperostoses, mais la pression de l'os est douloureuse; c'est là, semble-t-il, un signe constant.

L'examen cytologique du liquide articulaire a été pratiqué par quelques auteurs : Griffon et Abrami *(Tribune Médicale*, 1906) trouvent de la polynucléose au début et de la lymphocytose à une période plus tardive de l'évolution, quand l'hydarthrose devient subaiguë. Ces résultats semblent concorder avec ceux de de Grandmaison et Boidin *(Archives générales de Médecine*, 1902), qui ont trouvé de la lymphocytose dans un examen tardif, et ceux de Griffon et Deherani qui, dans un liquide recueilli précocement, ont décelé de la polynucléose.

La réaction de Wassermann faite avec le liquide est positive (Jacquet et Durand, Fouquet, Bax). Quant à la recherche du tréponème dans l'épanchement, nous ne croyons pas qu'elle ait été faite ; nous n'avons, en tout cas, rien trouvé sur ce sujet dans nos recherches bibliographiques.

L'évolution de l'hydarthrose secondaire est extrêmement lente et surtout sujette à des récidives nombreuses ; les malades améliorés par le repos et le traitement spécifique, probablement à cause du peu de douleurs qu'ils éprouvent, se lèvent trop tôt, se fatiguent et voient se développer de nouveau une hydarthrose aussi abondante qu'à la première atteinte. Avec le temps, elle devient absolument indolente, mais laisse alors après elle des phénomènes d'arthrite sèche avec craquements et limitation des mouvements tels que nous les avons décrits plus haut et tels qu'on pourra les retrouver dans une de nos observations (obs. XXVII).

Observation VI (inédite)

(Obs. du service de M. le professeur Nicolas).

P... Julie, quarante-deux ans, entre à la clinique dermatologique de Lyon, le 17 novembre 1909.

Accident primitif en janvier 1909, non traité, suivi un mois environ après d'accidents secondaires cutanés, dont on voit actuellement les traces pigmentées sur les cuisses et les jambes. Chute de cheveux, douleurs vagues dans les jambes.

Elle vient pour des douleurs articulaires au niveau du genou et du poignet droits. Le genou droit présente une hydarthrose très nette, sans points osseux douloureux, sans limitation des mouvements. Mêmes signes au poignet droit et au genou gauche, mais moins accentués. Plaque muqueuse de langue, syphilides pigmentaires du cou.

1er décembre. — Après quinze jours de traitement (deux pilules de 3 centigrammes de proto-iodure par jour) et un peu d'immobilisation, l'hydarthrose du genou droit a beaucoup diminué.

26 janvier 1910. — La malade, ayant cessé son traitement pendant quelques jours, a repris des douleurs articulaires.

16 mars. — Grâce à la reprise du traitement, les douleurs n'ont pas tardé à céder, l'hydarthrose du genou et du poignet a complètement disparu.

B. DIAGNOSTIC

Là encore, le diagnostic de l'hydarthrose syphilitique secondaire est bien difficile à faire si l'on se base uniquement sur les signes locaux. En tout cas, les signes physiques ne sont d'aucun secours ; les signes généraux renseignent peu. Seuls, les signes fonctionnels ont une certaine importance : on a vu plus haut combien ils sont peu accusés en général dans la syphilis ; le malade souffre peu de son articulation et tous ses mouvements sont faciles.

Les signes fournis par l'examen cytologique de l'épanchement n'ont guère plus de valeur ; ils sont trop changeants et, en réalité, ils ont cela de commun avec la tuberculose. Il ne reste plus alors comme moyen de recherche que l'inoculation du liquide au cobaye ; une inoculation qui tuberculise le cobaye doit écarter évidemment toute idée de syphilis ; mais l'inverse n'est pas vrai et il est possible de voir des liquides d'hydarthrose tuberculeuse dont l'inoculation au cobaye reste sans résultats.

On comprend, dès lors, que l'on puisse, dans certains cas, être embarrassé, si l'on se borne à l'examen des signes locaux. Heureusement, dans la plupart des cas, cette forme d'arthropathie survient en pleine période secondaire ; il suffit donc d'y penser et de savoir rechercher les autres accidents, parfois très légers, qui l'accompagnent. Quand ceux-ci manquent, on conçoit que le diagnostic devienne très difficile ; l'épreuve du traitement seule peut trancher la question.

CHAPITRE III

ARTHROPATHIES DE LA PÉRIODE TERTIAIRE
ET DE LA SYPHILIS HÉRÉDITAIRE

Cette réunion dans un même groupe des manifestations articulaires de la syphilis tertiaire et de la syphilis héréditaire n'est pas classique ; elles sont en effet, presque partout, séparées. Cette distinction, en réalité, ne se comprend pas, car, cliniquement du moins, et cela est probablement vrai également au point de vue anatomique, elle est impossible à faire.

D'ailleurs, il est difficile de classer ces arthropathies, qu'elles soient tertiaires ou qu'elles appartiennent à la syphilis héréditaire ; veut-on se baser sur les lésions anatomiques, on se heurte à un gros écueil, elles sont très mal connues. Certes, on sait bien que la plupart d'entre elles sont des manifestations gommeuses que quelques autopsies ont montrées à point de départ osseux ou à point de départ synovial ou périsynovial ; elles formeront un groupe que nous décrirons sous le terme d'arthropathies gommeuses. Mais à côté de ce groupe existe une forme, certes bien connue au point de vue clinique, mais dont la nature anatomique exacte reste absolument ignorée ; il s'agit d'une forme d'hydarthrose qui, cliniquement du moins, semble pure, toute lésion osseuse étant impossible à déceler.

Renonçant donc à interpréter les faits, nous distinguerons, dans le groupe d'arthropathies qui nous occupe ici, une forme hydarthrose pure et une forme gommeuse, dans tout ce que ce terme a de plus général et de plus large.

I. — HYDARTHROSE SIMPLE

A. — SYMPTOMATOLOGIE

L'hydarthrose, dans la syphilis héréditaire et dans la syphilis tertiaire, peut se manifester suivant deux modalités différentes : tantôt elle n'est qu'un épiphénomène, dans une forme spéciale d'arthropathie que nous décrirons plus loin où les symptômes osseux sont au premier plan et précèdent l'hydarthrose ; tantôt elle domine la scène, existe seule, l'examen clinique ne révélant aucun phénomène anormal du côté du squelette. C'est cette dernière forme, décrite pour la première fois par Clutton dans la syphilis héréditaire, que nous aurons en vue dans ce chapitre. Elle constitue, semble-t-il, une entité clinique. Est-ce à dire que cette forme soit une entité anatomique, qu'en réalité il n'existe pas une lésion osseuse légère qui explique l'épanchement articulaire ? nous n'en savons rien, les examens anatomiques nous manquent ; l'examen radiographique, en tout cas, montre un squelette qui semble absolument normal.

Cette forme d'hydarthrose pure est d'ailleurs assez rare ; bien connue dans la syphilis héréditaire, surtout depuis le travail de Clutton, elle est considérée, en général, comme n'existant pas dans la syphilis acquise à la période tertiaire.

L'observation VII semble prouver cependant le contraire : la malade observée par Levin ne présentait, en même temps que son hydarthrose, aucune lésion osseuse appréciable à la radiographie. Il en est de même dans l'observation personnelle que nous citons plus loin. Ces cas sont d'ailleurs les seuls que nous connaissions, aussi aurons-nous surtout en vue dans notre description l'hydarthrose de la syphilis héréditaire.

Elle se présente le plus souvent suivant le type décrit par Clutton, qui, se basant sur onze observations, donne de l'affection les caractères distinctifs suivants :

Bilatéralité.

Indolence et insidiosité ;

Absence de lésions osseuses ;

Chronicité.

Parmi ces symptômes, nous insisterons particulièrement sur la bilatéralité et la symétrie, signes extrêmement importants et qui, avec l'absence de lésions osseuses, sont presque caractéristiques. Nous disons presque caractéristiques parce qu'il existe également des cas, assez rares devons-nous dire, où l'arthropathie est unilatérale.

Quant à l'indolence, elle n'est pas un signe sur lequel on doive compter : la malade de Fouquet, qui ne souffrait pas de la plupart de ses articulations atteintes, ressentait dans les poignets des douleurs assez vives pour amener une impotence fonctionnelle complète.

Enfin, une observation de Fouquet, récemment publiée (1913), nous renseigne sur deux signes qui peuvent avoir leur importance, le cas échéant : la lymphocytose du liquide articulaire et la positivité de la réaction de Wassermann faite sur ce liquide.

OBSERVATION VII

Isaac Levin. — Synovite de l'articulation du genou comme manifestation tardive de la syphilis acquise *(Archives générales de médecine, 1909).*

Mme W..., âgée de trente-cinq ans, consulte l'auteur, en mai 1908, pour rhumatisme du genou gauche datant de six mois. Le salicylate et les remèdes ordinaires sont sans effets. L'interrogatoire révèle les faits suivants : parents, frères et sœurs sains, ni tuberculose, ni syphilis ; la malade eut une nourrice qui, à l'époque, souffrait de scrofule.

La malade n'eut rien qui rappelât la syphilis. Mariée à vingt-deux ans, elle eut en six ans, trois enfants mort-nés et en 1902 un enfant vivant. Les accoucheurs expliquèrent les trois premiers accouchements par des anomalies pelviennes.

La maladie actuelle débuta par douleur vive, gonflement et gêne des mouvements du genou gauche. L'examen montre des cicatrices syphilitiques du thorax et du dos, dont la patiente ne peut expliquer l'origine. Pas d'engorgement ganglionnaire ou d'épaississement des os ; pas d'anomalies thoraciques, abdominales ou des organes pelviens ; dimensions du bassin normales.

Le genou gauche est gros, plein de liquide ; on sent que la capsule est épaissie ; à la face interne du tibia, point sensible, mais non ramolli. Radiographie : rien d'anormal dans les os ou dans la capsule.

On ordonne de l'iodure de potassium à haute dose, avec frictions mercurielles quotidiennes sur le genou et deux jours de repos toutes les quatre frictions. Dix jours après, la douleur avait disparu et en quatre semaines le liquide s'était résorbé ; la fonction et l'aspect du membre étaient redevenus normaux.

La malade avait donc contracté la syphilis avec sa nourrice et n'en avait eu comme symptômes que les lésions cutanées. Mariée, elle avait eu trois fausses couches.

Observation VIII (personnelle)

(Recueillie dans le service de M. le professeur Nicolas).

R... Edouard, trente-six ans, entre à la clinique le 24 mars 1914.

Chancre syphilitique il y a sept ans, suivi de roséole, traité d'une façon assez irrégulière.

Il y a deux ans, arthropathie du coude droit avec gonflement et douleur assez vive, guérie rapidement par une douzaine d'injections de biiodure de mercure.

Il y a six mois, sont apparues des douleurs assez vives dans le genou droit qui forcèrent le malade à s'aliter. Son genou devint très gros, le malade était dans l'impossibilité de bouger le membre inférieur, les douleurs étaient ressenties même au repos et s'irradiaient dans la jambe et la cuisse, empêchant le sommeil.

Il resta étendu pendant six mois, se soigna par des topiques et de la teinture d'iode. Il est actuellement très amélioré.

On constate encore néanmoins que le genou est gros, les culs-de-sac synoviaux font saillie sous la peau. On sent nettement du choc rotulien ; il n'y a pas d'augmentation de volume des extrémités osseuses. Le malade souffre encore de son genou, non au repos, mais dans les mouvements et pendant la marche. Il y a d'ailleurs de la limitation des mouvements ; la flexion s'arrête à l'angle droit. Pas de craquements. La pression réveille de la douleur au niveau de l'interligne.

Atrophie musculaire de la cuisse très accentuée.

Ganglions inguinaux bilatéraux, que le malade dit avoir toujours eus.

Radiographie. — Ne révèle rien d'anormal au niveau du squelette.

26 mars. — Injection intraveineuse de 45 centigrammes de néosalvarsan.

1ᵉʳ avril. — Injection de 60 centigrammes de néosalvarsan.

4 avril. — Le malade se dit considérablement amélioré. Il ne souffre plus de son articulation, l'hydarthrose a complètement disparu.

Observation IX (résumée)

Fouquet, *Société de Dermatologie et de Syphiligraphie*, 1913.

Mlle M..., vingt et un ans, couturière.

Rien à signaler dans les antécédents héréditaires, aussi bien au point de vue syphilitique qu'au point de vue tuberculeux. Début de l'affection, il y a deux ans, par une augmentation de volume du poignet droit d'abord, puis des genoux et des coudes. Depuis cette époque, le gonflement n'a fait qu'augmenter; il gêne considérablement les mouvements.

A l'entrée, hydarthrose considérable des genoux, des poignets, des coudes et des articulations sterno-claviculaires, sans douleurs, sans déformation ni épaississement des extrémités osseuses. Seules, les articulations des poignets sont assez douloureuses pour rendre le travail difficile et même quelquefois pour gêner le sommeil.

Pas de signes nets de syphilis héréditaire, pas de signes de tuberculose.

Réaction de Wassermann positive dans le sang et dans le liquide articulaire.

Cytologie du liquide articulaire : lymphocytose.

Traitement hydrargyro-iodique : guérison en six mois environ.

Observation X (résumée)

(In thèse de Saint-Pierre, Lyon, 1900).

Gabrielle L..., treize ans.

Antécédents héréditaires. — Rien à signaler du côté du père. Mère a contracté la syphilis à dix-huit ans, avant son mariage. En pleine période secondaire, elle accouche d'une fille malingre qui meurt peu après. Dans la suite, douleurs ostéocopes, puis exostose du tibia gauche. Traitement mal suivi. Malgré cela, elle se marie à vingt-trois ans. Elle a deux fausses couches, l'une à deux mois et demi, l'autre à trois mois; puis survient sa troisième grossesse, menée à terme et qui lui donne l'enfant actuellement malade.

Antécédents personnels. — Notre malade est née bien constituée; on ne lui constata, dit la mère, ni éruption pemphigoïde, ni ictère, mais elle fut difficile à élever et fut atteinte d'un jetage abondant et constant; elle mit ses premières dents très tard, elles étaient très petites. L'enfant était souvent enrhumée et a presque toujours toussé.

Dans son jeune âge, elle prend la coqueluche, puis la rougeole. A dix ans, elle eut sur le cuir chevelu une éruption intense, accompagnée d'alopécie. En même temps, apparut une affection oculaire qui fut soignée par M. Gailleton, puis par M. Gayet. Elle n'a jamais eu d'otite suppurée, mais, il y a deux mois, brusquement, elle a été prise de bourdonnements d'oreille intenses, et l'ouïe s'est affaiblie. Depuis longtemps, l'enfant se plaint de douleurs spontanées dans les jambes, exacerbées la nuit, et de céphalées intenses.

C'est à onze ans que son attention a été attirée sur ses genoux: ses jambes devinrent raides, les deux articulations se gonflèrent, la gauche la première, mais la marche était moins douloureuse que simplement gênée. Le traitement ioduré et mercuriel fit diminuer l'épanchement sans le faire disparaître totalement; une polyadénite cervicale, formée de ganglions durs, régressa en même temps pour ne plus revenir.

27 mai 1898. — Elle entre à la Charité dans le service du Dr Nové-Josserand. A ce moment, l'arthropathie date de plus de six mois. On constate alors que les genoux sont le siège d'une hydarthrose assez marquée du côté gauche, peu intense à droite; la fluctuation est nette, le choc rotulien facilement senti; les ligaments semblent peu relâchés. Pas de fongosités, pas de corps étrangers.

A l'exploration, on ne trouve pas de points douloureux; pas de gêne marquée dans la marche; pas d'attitude vicieuse; pas d'augmentation de volume des épiphyses.

Traitement : iodure de potassium et frictions mercurielles. La malade sort presque complètement guérie et continue le traitement chez elle.

Mais, en novembre de la même année, l'hydarthrose récidive. L'état des genoux est à peu près le même qu'à son précédent séjour. Des injections de calomel remettent rapidement tout en ordre.

Tout va bien pendant huit mois, mais elle revient le 8 décembre 1899. A ce moment, l'enfant ne se plaint pas de ses genoux, mais de sa tibio-tarsienne gauche où, d'ailleurs, on ne découvre rien d'anormal. En revanche, le coude droit est un peu hydarthrosé. Quant aux articulations des genoux, elles sont le siège d'un léger épanchement. A l'exploration, il n'y a aucun point douloureux, il n'y a pas d'épaississement synovial, pas d'épaississement des épiphyses. Les mouvements spontanés ou provoqués ne sont pas douloureux et sont intégralement conservés. Mais, pendant leur exécution, on perçoit à la main des craquements très intenses, entendus même à distance.

La malade ne suit pas son traitement depuis plusieurs mois.

B. — DIAGNOSTIC

L'hydarthrose de la syphilis héréditaire ne présente rien de spécial à l'examen local ; aussi, le diagnostic se fait-il sur d'autres signes. L'indolence et la symétrie, quand elles existent, constituent des symptômes très importants qui font penser d'emblée à la spécificité. Il ne faut pas oublier cependant que ces deux signes n'ont pas une valeur absolue ; l'indolence, en particulier, peut se voir dans l'hydarthrose tuberculeuse, où elle est même de règle.

S'ils manquent, le diagnostic devient impossible, rien alors n'attire l'attention sur la syphilis ; le malade, très facilement, peut être pris pour un tuberculeux. Les signes cliniques, là encore, se montrent en défaut.

II. — ARTHROPATHIES GOMMEUSES

Ce groupe d'arthropathies est mieux connu que les précédentes au point de vue anatomique. La lésion élémentaire est en effet, dans ce cas, un processus gommeux, soit gomme circonscrite, soit infiltration gommeuse diffuse, qui se développe en un point quelconque de l'articulation ou voisin de l'articulation. Le plus souvent le point de départ est osseux, soit au niveau de la moelle de l'os dans sa région épiphysaire, soit au niveau du périoste. D'autres fois, et ces cas admis par la plupart des auteurs sont cependant niés par quelques-uns, le processus gommeux est, au début, localisé à la synoviale et aux régions périsynoviales. Il existe donc deux grandes formes anatomiques d'arthropathies gommeuses : une forme osseuse et une forme synoviale.

Ces deux formes anatomiques donnent deux grandes formes cliniques nettement distinctes.

En effet, supposons tout d'abord un syphilome se développant au centre d'une épiphyse ; on sait quel est le processus évolutif normal, il consiste en nécrose centrale et hyperostose périphérique ; l'extrémité osseuse se gonfle donc, augmente de volume, c'est là un des gros signes que nous retrouverons dans notre étude clinique. Il en est de même, dans le cas où les lésions initiales, au lieu d'être centrales, sont périostées ; mais l'hyperostose, au lieu d'être généralisée, est plus ou moins localisée. Déformation osseuse, formation d'os nouveau, telles sont donc les caractéristiques de cette forme osseuse. Cette forme peut donner des signes uniquement osseux, elle peut aussi s'accompagner d'hydarthrose, soit par propagation de l'inflammation, soit par irritation mécanique, la pathogénie n'en est pas expliquée. La gomme peut aussi, gagnant de proche en proche, ulcérer les cartilages diarthrodiaux et s'ouvrir dans l'article.

Si le syphilome se développe dans les tissus périsynoviaux, sa présence se manifeste par une infiltration de ces tissus, appréciable à l'examen clinique ; là encore, il peut donner de l'hydarthrose de voisinage ou peut pénétrer dans la cavité articulaire elle-même.

On devine déjà, par la description anatomique schématique que nous venons de faire, que, au point de vue particulier qui nous occupe, qui est celui du diagnostic clinique avec la tuberculose, ces formes doivent présenter des signes physiques assez caractéristiques ; la tuberculose, si elle donne de la nécrose osseuse, n'a guère de tendance à donner de l'hyperostose périphérique. La forme gommeuse périsynoviale, lorsqu'elle est pure, n'est, elle non plus, guère simulée par la tuberculose, car les gommes tuberculeuses périarticu-laires sont l'exception. Aussi décrirons-nous ces formes sous l'étiquette de formes typiques ou formes pures.

Ces formes sont celles que l'on rencontre le plus fréquemment, celles que nous verrons être les plus faciles à diagnostiquer. Mais à côté d'elles existent des cas beaucoup plus complexes qui ne sont plus typiques ; il est difficile d'en faire une description anatomique. Ce sont, semble-t-il, des formes d'évolution des formes précédentes ; et tout d'abord des formes mixtes où il existe à la fois des signes osseux et des signes synoviaux ; puis des formes probablement dues à l'évolution des gommes vers l'extérieur ; on assiste alors à une infiltration plus ou moins diffuse périarticulaire, cachant les reliefs osseux, rendant les sensations floues. A cela peuvent s'ajouter l'ouverture des gommes au dehors, des suppurations entretenues par des séquestres, le tout produisant des fistules intarissables. Il est bien difficile de ne pas hésiter ; il est impossible de se rendre un compte exact de ce qui se passe au niveau de l'articulation ; le tableau clinique s'éloigne du tableau typique. On est en présence de formes que nous appellerons atypiques.

Nous croyons, en créant cette division des arthropathies gommeuses en formes typiques et formes atypiques, refléter exactement la réalité. Les premières sont assez nettes, assez caractéristiques pour ne pas simuler la tuberculose, car des tuberculoses articulaires revêtant ces formes sont l'exception ; les secondes, au contraire, ressemblent, à s'y méprendre, à la tumeur blanche tuberculeuse, et même un esprit averti chercherait en vain quelque signe distinctif ; elles constituent peut-être l'exception, mais leur existence doit être bien connue, car, en pareille matière, un diagnostic exact acquiert au point de vue thérapeutique une importance considérable.

Avant d'entreprendre l'étude clinique particulière des formes citées plus haut, nous devons nous arrêter à quelques faits d'ordre général : nous voulons parler de la fréquence, de la date d'apparition et des localisations de prédilection des lésions.

Dans la syphilis acquise, les arthropathies tertiaires sont très rares ; Fournier, sur 5.000 sujets, n'en rapporte que 30 cas, en ajoutant toutefois que ce chiffre est certainement inférieur à la réalité. Leur époque d'apparition est très variable, elle oscille entre la troisième et la trentième année de la maladie. La localisation enfin est, dans les trois cinquièmes des cas, au niveau des genoux ; bien en arrière viennent le coude, l'épaule et le poignet. Le traumatisme ou une atteinte pathologique antérieure de l'articulation constituent des causes adjuvantes qui ne sont pas sans importance.

Dans la syphilis héréditaire, la fréquence des atteintes articulaires est certainement beaucoup plus grande ; mais là encore, plus même que dans la syphilis acquise, beaucoup de cas doivent passer inaperçus, ce qui fausse certainement les statistiques. L'époque d'apparition est là aussi très variable : on connaît plusieurs cas ayant débuté dans les premiers jours de la vie ; il en est d'autres, absolument indiscutables, décrits à dix-sept et vingt ans. Enfin nous retrouvons là les mêmes localisations de prédilection que dans la syphilis acquise.

1º FORMES TYPIQUES

I. FORME OSSEUSE

Nous croyons pouvoir la diviser en deux formes :

Une forme osseuse pure ;

Une forme avec épanchement surajouté, cette dernière étant probablement une forme d'évolution.

A. — SYMPTOMATOLOGIE

a) **Forme osseuse pure.** — Nous décrirons cette forme type en nous inspirant des traités classiques. Les lésions que présentait le malade de notre observation XI au niveau du genou gauche en sont un bel exemple.

Le début est insidieux, passe inaperçu des malades qui n'éprouvent aucun malaise soit général, soit local. Aussi n'est-ce que tardivement qu'ils viennent consulter.

L'affection à une période déjà assez avancée de son évolution est caractérisée par les symptômes suivants :

1º Symptomes fonctionnels. — a) *Douleur.* — Existe quelquefois, elle est ordinairement légère, souvent à prédominance nocturne, en tout cas non accrue par les mouvements qui se font librement. Notre malade, dont le genou droit était douloureux, s'appuyait sur le genou gauche sans ressentir aucune gêne.

b) *Limitation des mouvements.* — Peut exister dans certains cas; elle est due à la déformation des extrémités osseuses. L'attitude vicieuse, de même, est exceptionnelle.

2° Symptomes objectifs. — Se résument en ceci : augmentation de volume des extrémités osseuses. Celle-ci amène :

a) *A l'inspection*, une *augmentation de volume de l'articulation* qui peut devenir plus ou moins globuleuse et simuler, à l'inspection simple bien entendu, une tumeur blanche.

b) *A la palpation* les signes fournis sont tout à fait caractéristiques. L'augmentation de volume constatée à l'inspection n'est pas due, comme on pourrait s'y attendre, à des formations molles ou empâtées; la main qui palpe est immédiatement arrêtée par des plans résistants, durs, de consistance nettement osseuse. On sent alors que *les extrémités osseuses sont considérablement augmentées de volume*, soit d'une façon régulière, en masse, soit avec prédominance d'une région de l'épiphyse sur l'os.

Très souvent, au niveau du genou, par exemple, on sent des productions osseuses remonter sur les côtés de la rotule, l'englober, l'immobiliser; la rotule elle-même peut être élargie. Tous les degrés s'observent depuis l'augmentation de volume d'une seule épiphyse jusqu'à la production d'exostoses jetées sans ordre, pouvant amener des déformations considérables.

L'hyperostose est ordinairement localisée à l'épiphyse. Assez souvent, cependant, elle se prolonge plus ou moins loin sur la diaphyse.

La palpation large de ces productions osseuses est douloureuse, c'est une douleur diffuse dans toute l'épiphyse, non localisée en un point de la surface osseuse.

c) *L'amplitude des mouvements* est variable : très souvent, dans les cas peu accentués, elle est à peine diminuée. Dans les cas plus intenses, les mouvements sont plus limités. Il n'y a, en tout cas, pas de mouvement anormal.

d) Il n'y a *pas de ganglions* dans le territoire correspondant à l'articulation atteinte.

3° Symptomes généraux. — Ils sont nuls ou très peu accusés. Il n'y a pas de fièvre, pas d'amaigrissement, pas de perte de l'appétit.

4° Evolution. — Quelquefois les symptômes en restent là, les productions subsistent, mais les douleurs diminuent, l'affection n'évolue pas.

Le plus souvent, le processus gommeux continue à évoluer. Soit par simple inflammation de voisinage, soit par une influence mécanique, soit enfin par ouverture de la gomme dans la cavité articulaire, du liquide apparaît dans l'articulation.

b) **Forme osseuse avec épanchement.** — L'épanchement survient souvent assez brusquement et s'accompagne de douleurs. Aussi les malades, qui très souvent ne soupçonnaient pas le travail d'hyperostose qui se produisait dans leurs épiphyses, racontent-ils que leur articulation, dans l'espace de quelques jours ou de quelques heures, est devenue douloureuse et a augmenté de volume.

Les symptômes, en effet, se sont transformés.

1° Les SYMPTOMES FONCTIONNELS sont devenus plus nets. La *douleur est plus forte*, quelquefois très tolérable, quelquefois aussi assez vive pour entraver, dans une certaine mesure, les mouvements de l'article.

Une *attitude vicieuse* peut apparaître, soit simplement du fait de l'épanchement, soit aussi du fait de la douleur.

2° Les SIGNES PHYSIQUES sont égalemont transformés. Si nous prenons comme exemple le genou, où les phénomènes sont plus faciles à étudier et d'ailleurs plus fréquents, nous le trouvons beaucoup plus globuleux que tout à l'heure. Les *culs-de-sac synoviaux distendus* font hernie sous la peau. A la palpation, les symptômes sont caractéristiques, surtout par *le contraste* que donnent *la sensation de dureté, de résistance, des masses épiphysaires volumineuses*, et la *sensation de rénitence des culs-de-sac synoviaux.* Il existe du choc rotulien. La recherche de la fluctuation dans la synoviale distendue fait quelquefois percevoir une sorte de crépitation neigeuse, mais ne donne *pas la sensation de fongosités.*

Quant à la synoviale elle-même, il est classique de dire qu'elle est épaissie, soit dans sa totalité soit en partie, par places seulement. En réalité, cela est très variable, et très souvent elle ne subit aucun épaississement; cela, semble-t-il, surtout au début de l'arthropathie.

Il existe enfin, comme dans toute arthropathie chronique, de l'*atrophie des muscles* susjacents.

L'*absence d'adénopathie* est la règle.

3° Les SIGNES GÉNÉRAUX peuvent être plus accusés que dans la forme précédente et, de plus, s'aggravent au fur et à mesure que l'affection s'éternise. Le malade, réduit souvent à l'immobilité, peut perdre les forces et l'appétit ; il maigrit et pâlit, et son aspect peut, à un certain moment, simuler celui d'un tuberculeux.

4° EXAMEN DU LIQUIDE ÉPANCHÉ. — Celui-ci est très variable. Tantôt c'est un liquide clair, non visqueux, d'aspect hydarthrosique typique, mais sur l'examen cytologique duquel nous n'avons pu trouver aucun renseignement.

Tantôt, et c'est semble-t-il le cas le plus fréquent, le liquide est visqueux, sirupeux, épais, analogue à de la synovie. Celui que nous avons eu l'occasion d'examiner et qui fait l'objet de notre observation XI était dans ce cas. L'examen cytologique ne nous a rien donné, la recherche des spirochètes a été négative ; il faut dire d'ailleurs que, par suite de l'état visqueux du liquide, la centrifugation n'avait pas été faite.

5° L'EXAMEN RADIOGRAPHIQUE donne des renseignements souvent peu nets. Dans les cas typiques, il traduit la raréfaction osseuse, centrale et, à la périphérie, l'hyperostose. Mais, d'autres fois, ces signes sont peu accusés ou, du moins, ne donnent pas ce qu'on pourrait croire, d'après l'examen clinique. Malgré la sensation d'hyperostose, d'ostéophytes, parfois considérables, la radiographie ne montre qu'un peu d'irrégularité du périoste avec léger gonflement osseux. Ce fut le cas chez le malade de notre observation XI.

6° Evolution. — Un caractère assez fréquent de l'épanchement articulaire dans cette forme d'arthropathie est qu'il est sujet à des disparitions et réapparitions successives. La guérison spontanée complète s'observe souvent, mais les déformations articulaires subsistent. D'autres fois, l'affection s'aggrave, et donne lieu à des formes qui perdent l'aspect typique que nous venons de décrire ; nous les retrouverons plus loin.

OBSERVATION XI (personnelle)

(Recueillie dans le service de M. le professeur Tixier).

X..., cinquante-deux ans, entre à l'hôpital pour des douleurs du genou droit.

Rien à signaler dans les antécédents héréditaires.

Personnellement, bonne santé habituelle, n'a fait aucune maladie aiguë, n'a jamais toussé.

A l'âge de vingt-quatre ans, le malade, étant au régiment, subit deux arthrotomies successives au genou droit et au genou gauche, pour corps étrangers articulaires. Il guérit parfaitement et ne se ressentit plus jamais de rien.

A trente-deux ans, il contracta la syphilis : chancre de la verge et accidents secondaires. Il fut soigné pendant deux ans sérieusement par des pilules et de l'iodure. Il n'a suivi depuis aucun traitement et n'a d'ailleurs eu aucun accident.

Le début des phénomènes articulaires actuels date de dix-huit mois. Le malade, un matin, au réveil, ressentit une douleur assez vive dans le genou droit, dans les mouvements ; cette douleur, assez forte d'emblée, n'a jamais été plus intense depuis. En même temps, le malade reconnut que son genou avait augmenté de volume, et ce volume n'aurait guère changé depuis.

Interrogé au point de vue fonctionnel, le malade accuse des douleurs provoquées par les mouvements, accusées par la fatigue et cédant complètement par le repos; l'articulation est absolument indolente la nuit. La douleur, du reste, n'est pas extrêmement vive, puisqu'elle n'empêche pas le malade d'aller et venir; mais elle l'empêcherait de faire tout travail quel qu'il soit. Il existe, d'ailleurs, une claudication très accusée, le malade marchant la jambe légèrement fléchie. Il n'accuse aucun trouble fonctionnel du côté du genou gauche.

A l'examen, le genou est globuleux, surtout aux dépens de la région sus-rotulienne, sans changement de coloration de la peau, sans réseau veineux développé.

Le genou est en flexion légère, on peut passer entre lui et le plan sous-jacent deux bons travers de doigts; l'extension complète est impossible; la flexion ne dépasse pas l'angle droit.

A la palpation, on est frappé par une hyperostose considérable localisée au plateau tibial, qui envoie de chaque côté de la rotule deux formations dures, semblant suivre l'insertion synoviale et formant comme une coque osseuse, dans laquelle la rotule s'enfonce comme en un coin. La rotule, elle-même, est augmentée de largeur, elle mesure un demi-centimètre de plus que la rotule gauche. La région sus-rotulienne forme un contraste frappant; le cul-de-sac sous-quadricipital forme un relief qui se dessine sous la peau, avec fluctuation transversale des plus nettes. Il n'y a pas de choc rotulien. Par contre, dans la recherche de fluctuation verticale du cul-de-sac, on a une sensation très nette de froissements, sorte de crépitation neigeuse, rappelant le bruit de chaînons, et qu'on reproduit du reste dans les mouvements de flexion et d'extension. La tuméfaction est constituée uniquement par le cul-de-sac synovial; il n'y a absolument rien de périarticulaire.

Il n'y a pas d'épaississement de la synoviale. Celle-ci est légèrement douloureuse à la pression, de même, du reste, que toute la région hyperostosée du plateau tibial.

Il n'y a pas de ganglions inguinaux. Atrophie manifeste des muscles de la cuisse et de la jambe : 4 centimètres de différence avec le côté gauche, au niveau de la cuisse; 1 centimètre, au niveau du mollet.

A gauche, on est frappé par des lésions du plateau tibial, absolument superposables à celles que nous avons décrites plus haut; mais il n'y a pas de réaction synoviale, le malade ne souffre absolument pas.

Mensuration de la circonférence du genou, au niveau du plateau tibial :

A droite, 36 centimètres et demi; à gauche, 35 centimètres et demi.

L'examen du système nerveux révèle une abolition complète du réflexe pupillaire à la lumière, le réflexe à l'accommodation étant très paresseux. Les réflexes rotuliens sont très exagérés; le réflexe de Babinski existe des deux côtés.

Le malade a des signes nets de maladie de Parkinson : tremblement caractéristique, facies figé.

Pas de signes de paralysie générale.

L'examen des autres organes est négatif.

Réaction de Wassermann dans le sang (Dr Massia) très positive.

Ponction de l'articulation : on retire un liquide sirupeux, assez épais, jaune, analogue à de la synovie. La centrifugation en est impossible. L'étalement sur lames ne décèle aucun élément cellulaire; on ne trouve pas non plus de tréponèmes par la méthode de coloration de Fontana-Tribondeau.

La réaction de Wassermann sur le liquide articulaire (Dr Massia) est positive.

L'inoculation au cobaye est négative.

La radiographie, contrairement à ce qu'on pourrait croire, ne reflète absolument pas les sensations données par l'examen clinique. On ne trouve pas d'hyperostose tibiale, ni d'ostéophytes. On ne voit sur l'image que quelques irrégularités du périoste.

4 avril. — Injection intraveineuse de néosalvarsan, o gr. 45.

11 avril. — Injection intraveineuse de néosalvarsan, o gr. 6o.

18 avril. — Injection intraveineuse de néosalvarsan, o gr. 6o.

3o avril. — Le malade se trouve très amélioré. Il souffre beaucoup moins de son genou. Objectivement, l'articulation est nettement moins globuleuse, on ne voit plus sous la peau la saillie du cul-de-sac sous-quadricipital, le choc rotulien n'existe plus. Il n'y a plus de douleur à la pression des épiphyses, mais celles-ci sont toujours aussi volumineuses. La limitation des mouvements reste la même.

2 mai. — Le cobaye inoculé est sacrifié. On ne trouve pas trace de tuberculose.

OBSERVATION XII (inédite)

(Provient du service de M. le Dr Nové-Josserand).

L... Louise, sept ans, entrée dans le service le 30 août 1907.

A marché de bonne heure. Bonne santé habituelle. Au mois de février dernier, douleurs qualifiées de rhumatismales, qui font souffrir beaucoup la malade mais disparaissent assez rapidement.

Au mois de juin, les genoux grossissent et la marche devient difficile. Depuis, ces signes s'accroissent et la malade est obligée de garder le lit.

La mère n'accuse rien de suspect au point de vue syphilis. Pas de fausses couches; les autres enfants sont bien portants. Le père a toujours une bonne santé; il aurait eu cependant dans sa jeunesse des éruptions sur le corps, dont il est très difficile d'interpréter la nature.

Actuellement la malade ne marche que très difficilement. Jambes fléchies à 120 degrés, station debout très rapidement impossible. Si on essaie de fléchir le genou, on ne dépasse pas sensiblement l'angle droit et ceci *des deux côtés*. L'extension ne dépasse pas 130 degrés.

Au palper, l'extrémité inférieure du fémur est très augmentée de volume. Pas de points douloureux; pas d'épaississement de la synoviale; pas de liquide; pas de fongosités. Du côté du tibia, peu de chose; il semble cependant qu'il y ait une légère inflexion au-dessous de l'épiphyse supérieure.

Pas de ganglions dans l'aine.

L'état général est assez précaire : la malade ne tousse pas. La tête paraît assez développée, surtout les bosses frontales. La voûte palatine n'est pas nettement ogivale : rien du côté des yeux, ni des dents. Ganglions cervicaux.

On institue le traitement spécifique (injections de biiodure de mercure), on met au repos.

17 septembre 1907. — La flexion dépasse l'angle droit des deux côtés. Le genou s'élève de quatre travers de doigts à droite, de trois à gauche, au-dessus du plan du lit. Les épiphyses sont volumineuses. La synoviale n'est pas tuméfiée ; pas d'épanchement. Les autres jointures ont leur souplesse normale.

15 février 1908. — L'enfant revue, peut être considérée comme guérie.

OBSERVATION XIII

Kirmisson et Jacobson, Arthropathie hérédo-syphilitique
de la hanche (Revue d'Orthopédie, 1897).

L'enfant André Q.., âgé de dix-sept mois, nous est amené à la consultation le 4 février 1896 : il boite légèrement et porte son membre inférieur gauche dans l'abduction ; le bassin est abaissé du même côté. Légère inflexion du tibia à convexité externe. Pas de symptômes évidents du côté de l'articulation coxofémorale. Cependant on pense à une coxalgie. Le diagnostic est réservé.

27 avril 1896. — L'enfant est revu. L'idée d'une coxalgie se confirme. Mais on reconnaît qu'il s'agit d'une coxalgie très spéciale : il existe un gros empâtement au côté externe de la racine de la cuisse. On fait dans cette région une ponction exploratrice qui neramène rien. Application d'un appareil plâtré.

Du 27 avril au 17 octobre, le membre reste en plâtre.

17 octobre 1896. — L'enfant est revu. Nous sommes frappés par l'augmentation énorme de l'extrémité supérieure du fémur, coïncidant avec la conservation de mouvements très étendus. Il n'y a pas d'attitude vicieuse du membre et presque pas de douleur.

Nous remarquons encore que l'enfant présente sur l'abdomen une éruption de petites plaques circulaires ayant les dimensions d'une pièce de 5o centimes, légèrement surélevées, de coloration un peu cuivrée et recouvertes d'un enduit plâtreux peu épais. Il n'y a rien aux coudes ni aux genoux. Ces papules guérissent spontanément et laissent une macule fortement pigmentée, qui blanchit puis disparaît complètement.

Glossite desquamative marginée des plus nettes.

Le malade a été montré à M. le D^r Du Castel qui, tout en pensant qu'il s'agissait plutôt d'une éruption non syphilitique, a conseillé cependant d'essayer le traitement antisyphilitique.

20 octobre. — L'enfant est endormi par le chloroforme et examiné avec soin. On trouve, immédiatement au-dessous du grand trochanter, une double tumeur osseuse, l'une à la face antérieure, l'autre à la face postérieure du fémur.

L'articulation elle-même ne semble pas malade. Les mouvements sont conservés dans une très grande étendue et très peu douloureux. Il n'existe pas de contracture des muscles péri-articulaires, pas d'attitude vicieuse permanente. Tout, en un mot, donne l'impression d'une affection juxta-articulaire plutôt qu'articulaire.

Les parents de l'enfant ont été examinés.

La mère est parfaitement bien portante et n'a aucun antécédent suspect.

Le père a eu, à vingt-quatre ans, un chancre, puis, à plusieurs reprises, des plaques dans la bouche.

L'enfant est mis au traitement par l'iodure et les frictions. On ne le soumet à aucune immobilisation : il marche à volonté.

10 novembre. — L'enfant est revu. Il existe toujours une augmentation de volume considérable de l'extrémité supérieure du fémur avec intégrité de tous les mouvements, indolence absolue, absence de contracture. L'enfant marche avec une légère claudication.

Traitement : sirop de Gibert. Emplâtre de Vigo.

17 décembre. — Le gonflement de l'extrémité fémorale a notablement diminué. L'enfant marche sans douleur et presque

sans claudication. L'éruption abdominale a continué à évoluer : les anciens placards ont disparu, mais il en est apparu de nouveaux.

On continue le traitement.

3o janvier 1897. — Les tuméfactions osseuses ont complètement disparu.

Observation XIV

Kirmisson et Jacobson, Arthropathie de la hanche gauche
(Revue d'Orthopédie, 1897).

Lucien A.., âgé de onze jours, né le 26 août 1896, est amené aux Enfants Assistés. Aucun renseignement.

5 septembre 1896. — L'enfant se présente à nous avec la cuisse gauche dans la flexion à angle droit sur le bassin ; elle est maintenue dans cette position par la contracture musculaire et on n'arrive pas à la placer dans l'extension complète.

Tout autour de l'articulation coxo-fémorale et spécialement en haut et en arrière, à la région fessière et derrière le grand trochanter, existe un empâtement manifeste qui est même rénitent par places, comme s'il y avait du liquide dans l'articulation.

L'enfant est petit, sa peau est violacée. Sur les bourses, à la face inférieure de la verge, à la naissance des cuisses, il existe des excoriations sans caractère. La moitié droite du scrotum paraît épaissie : il paraît y avoir un peu d'hydrocèle vaginale.

Il n'existe pas de traces de syphilis évidente.

On fait une ponction exploratrice à la seringue de Pravaz immédiatement en arrière du grand trochanter : on ne retire que quelques gouttes de sang

Sans diagnostic bien précis, l'enfant est mis au traitement (frictions mercurielles et bains de sublimé). Dès la deuxième friction, l'empâtement diminue, l'enfant augmente de poids.

14 octobre. — L'enfant peut être considéré comme guéri ; à peine persiste-t-il quelques légers frottements et un tout petit

peu de flexion de la cuisse sur le bassin. Les mouvements sont
indolores et très étendus.

A aucun moment l'enfant n'a présenté de fièvre.

OBSERVATION XV (inédite)

(Recueillie dans le service de M. le Dr Vignard).

G... Joanny, douze ans et demi, entre à la Charité dans le
service de M. le Dr Vignard, le 14 mars 1914, pour des douleurs
dans le genou droit.

Antécédents syphilitiques nets : les parents avouent la spécificité.

Le début de l'affection du genou date de sept à huit mois ;
envoyé à Giens pour ces phénomènes articulaires, il vit, pendant
son séjour à la mer, son genou augmenter de volume et les douleurs s'accroître ; celles-ci d'ailleurs n'ont jamais été bien vives ;
elles n'avaient en particulier pas d'exacerbation nocturne et
n'empêchaient pas la marche.

A l'entrée à la Charité, on constate un genou nettement
augmenté de volume, globuleux, avec saillie des culs-de-sac sous
la peau. A la palpation, choc rotulien et fluctuation assez nets.
On est frappé par l'augmentation de volume considérable de
l'épiphyse fémorale, augmentation en masse, ne se continuant
pas sur la diaphyse. On ne réveille pas de douleur, ni à la pression
ni dans les mouvements. La flexion cependant est limitée à peu
près à l'angle droit par la douleur qu'elle détermine.

Il y a une atrophie nette des muscles de la cuisse.

Adénopathie inguinale, due peut-être à une ostéo-myélite de
la hanche, opérée il y a un an.

A la radiographie, on voit nettement une raréfaction considérable du tissu osseux au-dessus du cartilage de conjugaison.
A ce niveau, on voit se détacher de la surface du condyle externe
de petites aiguilles osseuses.

La réaction de Wassermann, pratiquée le 20 mars par le
Dr Massia, est très fortement positive.

Une ponction du genou est pratiquée, mais ne retire que quelques gouttes de liquide visqueux, ambré.

On institue un traitement spécifique : injections de 1 centigramme de biiodure tous les deux jours.

14 avril 1914. — Le malade part brusquement, il commençait à ressentir une amélioration.

B. — DIAGNOSTIC

Si nous résumons les symptômes de la forme osseuse, décrite ci-dessus, nous voyons qu'en somme les plus importants et les plus caractéristiques sont les suivants :

Tuméfaction osseuse, exostoses, ostéophytes ;

Peu de douleurs ;

Peu de limitation des mouvements ;

Peu de signes généraux ;

Pas d'adénopathie ;

Enfin possibilité d'épanchement articulaire, avec ou sans épaississement de la synoviale.

Ces symptômes sont classiques, connus de tous, et il n'est pas de clinicien qui, en leur présence, ne songe pas immédiatement à la syphilis.

Parmi eux, le plus important est certainement l'épaississement épiphysaire. Evidemment, il est possible qu'une lésion tuberculeuse développée au sein d'une épiphyse donne de la tuméfaction de l'os à ce niveau ; mais ces faits sont rares et, en général, qui dit hyperostose dit syphilis. Nous irons plus loin et nous dirons même que, de tous les symptômes que nous avons donnés comme appartenant à cette forme d'arthropathie, c'est le seul qui soit caractéristique et constant. Tous les autres peuvent faire défaut ou inversement se voir dans la tuberculose.

En effet, l'absence de douleurs, signe sur lequel insistent tant les auteurs, n'est pas si fréquente qu'on pourrait le croire; la douleur existe quelquefois assez vive pour empêcher les mouvements. Elle amène même, dans ces cas, des attitudes vicieuses par contracture musculaire, et deux observations publiées dans ce sens, l'une par Méry et Terrien, l'autre par Méry et Guillemot, sont très probantes.

Dans la première, il s'agit d'une enfant de quatre ans qui, dès le début d'une arthrite des genoux, présenta de la difficulté de la marche, puis une impossibilité absolue de la station debout. Examinée couchée, cette enfant avait la jambe en demi-flexion sur la cuisse, l'extension complète était impossible, il y avait une contracture de défense qui immobilisait l'articulation. L'observation de Méry et Guillemot a trait à un enfant hérédo-syphilitique de sept ans, atteint d'arthrite double des genoux : des deux articulations, l'une était absolument indolente, l'autre était le siège d'une douleur qui empêchait la marche et donnait au membre une attitude vicieuse en flexion.

La limitation des mouvements n'est, elle non plus, pas constante. On a pu s'en rendre compte, dans les observations que nous avons citées ; dans presque toutes, soit la flexion, soit l'extension complètes étaient impossibles, soit du fait de la douleur qu'elles provoquaient, soit du fait des déformations osseuses.

Enfin, l'absence d'adénopathie considérée à bon

droit comme étant la règle dans la syphilis gommeuse, est un signe qui peut parfaitement faire défaut.

Une malade de M. Nové-Josserand, âgée de cinq ans, présentant une hydarthrose bilatérale des genoux, dont l'une avec épaississement épiphysaire, avait de gros ganglions inguinaux; elle guérit par le traitement spécifique. Nous avons rencontré également une observation de Bracquehaye (*Annales de Dermatologie*, 1898) où une adénopathie inguinale dure, mobile, indolente, accompagnait une arthropathie du genou chez une malade de vingt-sept ans, syphilitique héréditaire.

Cela ne nous a pas surpris d'ailleurs, car nous avons eu nous-même l'occasion, il y a peu de temps, de voir, chez trois malades, des manifestations cutanées ou muqueuses de syphilis tertiaire s'accompagner d'une adénopathie des plus nettes qui guérit rapidement par le traitement.

Il ne faudrait donc pas qu'en présence d'une arthropathie à forme osseuse, telle que nous l'avons décrite, la constatation de signes anormaux tels que douleur, attitude vicieuse, adénopathie, fasse rejeter le diagnostic de syphilis ; l'hypertrophie épiphysaire à elle seule doit être suffisante pour faire essayer un traitement spécifique ; ce n'est que dans le cas d'inefficacité absolue que l'on serait en droit de soupçonner une autre étiologie.

II. — FORME SYNOVIALE. — PÉRISYNOVITE GOMMEUSE

Cette forme est assez rare ; elle est niée même par certains auteurs, en particulier par Gangolphe, en tant que forme synoviale pure.

Mono-articulaire, elle a été surtout décrite au genou, elle aurait été rencontrée quelques fois au coude et au poignet.

Ses signes caractéristiques sont fournis par l'examen physique : l'inspection révèle une articulation fortement globuleuse, ne présentant plus ni relief, ni méplats ; la peau, blanche, avec un réseau veineux des plus nets, semble épaissie, infiltrée.

A la palpation, on sent la synoviale distendue par du liquide. Elle est doublée et même triplée d'épaisseur, résistante ; sa consistance est cartonnée, comme blindée, mais cela par places seulement ; ailleurs elle a conservé une certaine souplesse. Nulle part on n'a l'impression de fongosités.

Les signes fonctionnels sont nuls ; les mouvements sont absolument libres, nullement limités, nullement douloureux. Il n'y a pas d'attitude vicieuse ; il n'y a, dans l'articulation, aucun point dont la pression soit douloureuse.

Enfin les extrémités osseuses ne présentent pas de modifications.

Nous étudierons plus loin l'évolution de cette forme.

OBSERVATION XVI

(Obs. Dangat, *in* thèse de Thuillard).

Malade venant consulter le 1ᵉʳ novembre 1850 pour tumeur blanche du genou, présente des traces de vésicatoires avec une inflammation des téguments. Les mouvements sont possibles. On note une augmentation de volume considérable, un épanchement très abondant, une induration par plaques de la syno-

viale épaissie et comme cartonnée. Les os sont peu déformés ;
il y a un léger relâchement des ligaments. Ce sont, dit Richet,
tous les caractères d'une tumeur blanche du genou à la période
de relâchement ligamenteux, moins la douleur. On donne le
proto-iodure ; trois jours après, une amélioration sensible est
notée. Huit jours après, il y a peu de liquide et la synoviale est
moins épaissie. On donne de l'iodure de potassium.

Janvier 1851. — Plus de liquide, synoviale à peine épaissie ;
les mouvements anormaux ont presque totalement disparu.

DIAGNOSTIC

La description que nous en avons faite et l'observation citée ci-dessus montrent que les symptômes de cette
forme sont suffisamment nets pour motiver le qualifica-
tif de typique que nous lui avons donné. L'absence de
douleur dans les mouvements et à la pression, ces
plaques de blindage sans lésions osseuses sous-jacentes
cliniquement appréciables, sont deux symptômes qui
doivent attirer l'attention et faire soupçonner la syphilis ; il serait du moins impardonnable de n'y point
songer. Est-ce à dire que la tuberculose ne puisse pas
donner des symptômes analogues ? Non, certes ; on
décrit des formes d'arthrite tuberculeuse où la synoviale épaissie donne des plaques de blindage, où des
gommes tuberculeuses développées en dehors de la
séreuse peuvent fournir le même tableau clinique. Il
n'en est pas moins vrai que ce sont là des cas assez
rares, moins tranchés que dans la syphilis qui restera
toujours le type de cette forme d'arthropathie.

2° *FORMES ATYPIQUES*

L'existence de ces formes atypiques est en général
assez mal connue : qui dit syphilis articulaire tertiaire
ou syphilis articulaire héréditaire, dit hyperostose
épiphysaire ou plaques de blindage sur la synoviale, et
tout ce qui ne se ramène pas à ces types est par suite
le plus souvent sujet à erreur de diagnostic. Ou bien
il faut alors que des accidents, dont l'origine syphilitique ne fait aucun doute, accompagnent par ailleurs
les phénomènes articulaires.

C'est le cas de la plupart des observations que
nous citerons plus loin : le diagnostic clinique local
est celui de tumeur blanche tuberculeuse ; l'apparition
toute fortuite d'une gomme du voile du palais, d'une
gomme cutanée ou de tout autre accident dont la
nature syphilitique saute aux yeux, fait instituer un
traitement spécifique ; l'arthrite guérit comme par
enchantement ; et cependant il n'existait aucun
symptôme qui pût distinguer l'arthropathie d'une
tumeur blanche tuberculeuse. Ce qui se comprend
d'ailleurs aisément.

Prenons par exemple la forme osseuse : elle traduit
dans l'intérieur de l'os ou au niveau du périoste
la présence d'un processus gommeux. Celui-ci, si
aucun traitement approprié ne l'arrête dans son évolution, gagne de proche en proche, produisant des lésions
de plus en plus accentuées. On connaît suffisamment
bien la syphilis osseuse pour savoir qu'une gomme,
gagnant vers l'extérieur, peut arriver jusqu'aux tégu-

ments, les ulcérer et donner une fistule ; on sait aussi que *la syphilis, contrairement à ce qui avait cours autrefois et qui du reste est encore soutenu par quelques auteurs, est capable de produire des séquestres, d'où des suppurations et fistulisations interminables.*

Ce processus se passant dans le voisinage d'une articulation n'est pas, on le comprend, sans exercer à ce niveau des modifications morphologiques, soit par destruction, soit par réaction des tissus.

Le même raisonnement peut se faire au sujet de la syphilis tertiaire synoviale et périsynoviale où les gommes peuvent évoluer vers l'extérieur ou vers l'articulation.

Enfin, il existe des cas où symptômes synoviaux et symptômes osseux se trouvent réunis, donnant lieu à des formes anatomiques extrêmement complexes.

Cette complexité anatomique va se retrouver dans le tableau clinique et il en résultera de grandes difficultés diagnostiques.

A. — ÉTUDE CLINIQUE

a) **Symptômes locaux.** — L'aperçu anatomique que nous venons de faire nous permettra d'être bref ; il nous a laissé en effet entrevoir que cette forme peut donner lieu à une symptomatologie très variée et surtout très floue. Les signes si distinctifs que nous avons signalés plus haut vont disparaître.

L'articulation est devenue beaucoup plus volumineuse, plus globuleuse ; la peau qui la recouvre est blanche; le réseau veineux sous-cutané y est plus net; il y a, en un mot, une infiltration œdémateuse de la peau qui l'épaissit.

A la palpation, on ne sent plus, comme tout à l'heure, cette augmentation de volume de l'épiphyse ou ces noyaux cartonneux de la synoviale qui étaient si typiques; tout cela est masqué par une sensation d'empâtement diffus, d'infiltration. Par places même, on peut sentir de la fluctuation, soit profonde, elle est alors symptomatique d'un épanchement intraarticulaire, soit plus superficielle, due à la présence de gommes ramollies.

A une période plus avancée, on peut voir la peau devenir rouge, violacée par places; la fluctuation est alors plus superficielle; bientôt une ulcération se fait, il s'écoule un liquide soit jaune sirupeux, nettement gommeux, soit louche, soit même nettement purulent. Une fistule s'installe, dont l'évolution sera étudiée plus loin.

Tout cela s'accompagne d'atrophie musculaire assez marquée.

b) **Signes fonctionnels.** — Ils sont moins sujets à des variations. Très fréquemment on voit l'indolence subsister jusqu'à la fin; certains malades marchent encore avec un genou dans un état lamentable; le malade de Bonnet, qui présentait des lésions osseuses considérables du coude avec fistules, travaillait encore trois jours avant son entrée à l'hôpital. Ce symptôme se retrouve souvent et nous verrons plus loin qu'il a une signification réelle au point de vue diagnostique.

Il est d'ailleurs loin d'être constant et nous avons suffisamment parlé des phénomènes douloureux qui peuvent accompagner les formes typiques pour ne pas avoir besoin d'y revenir ici. Il en est de même de la douleur à la pression : tantôt elle existe, tantôt elle fait défaut.

L'attitude vicieuse est la règle et les membres sont le plus souvent immobilisés par de la contracture musculaire ; les mouvements provoqués sont en général assez limités.

c) **Signes généraux.** — La plupart des observations relatant des pseudo-tumeurs blanches arrivées au stade que nous décrivons insistent sur l'intensité des phénomènes généraux. Dans la plupart, les malades rappellent, par leur habitus extérieur, des tuberculeux : ils sont pâles, amaigris, affaiblis, très fréquemment fébriles. Ce serait, en effet, une grosse erreur de croire que la syphilis ne peut pas donner de fièvre ; c'est là un point sur lequel insiste particulièrement M. le professeur Nicolas. Nous l'avons entendu maintes fois répéter dans son service l'histoire d'un de ses malades, syphilitique, qui, pendant six mois, présenta une température oscillant entre 39 et 40 degrés, température qui céda, en un jour, à une injection de salvarsan. Cela se retrouve dans la syphilis articulaire ; quelques-unes des observations citées plus loin en font foi.

d) **Examen radiographique.** — Il donne la même image que dans la forme précédente, nous n'y reviendrons pas.

e) **Evolution**. — La syphilis articulaire, arrivée à la période fistuleuse, va évoluer de différentes façons.

1° Elle peut guérir spontanément ; c'est là un fait fréquent, d'une importance réelle. La gomme, une fois ouverte au dehors, une fois son contenu écoulé, peut se refermer d'elle-même. La tendance de la syphilis est de donner de la sclérose ; l'articulation s'immobilise alors plus ou moins, s'ankylose en attitude vicieuse, souvent avec des déformations considérables.

2° Là ou les fistules peuvent subsister, devenir intarissables, voire même résister au traitement le plus énergique ; c'est qu'un séquestre osseux entretient la suppuration ; le traitement sera inefficace tant que le séquestre n'aura pas été enlevé.

3° L'articulation peut s'infecter secondairement, les fistules pouvant faire communiquer la cavité articulaire avec l'extérieur et livrant passage à des microbes virulents. Il en résulte une arthrite purulente aiguë avec toutes ses conséquences parfois très graves.

4° Enfin, traitée par l'immobilisation seule, une arthropathie syphilitique ne subit aucune amélioration ; au contraire, un traitement spécifique guérit parfaitement, avec une rapidité surprenante, ces arthropathies gommeuses, qui ne laissent alors fréquemment après elles que très peu de désordres. Cette absence d'amélioration par l'immobilisation doit être bien connue, car c'est elle qui, dans certains cas, peut attirer l'attention vers la syphilis.

Observation XVII

(Bonnet, Arthrite syphilitique du coude avec fistulisation et
lésions osseuses considérables, *Société des Sciences médicales*, 1911, résumée).

Malade ayant contracté la syphilis en 1903.

Soigné en 1907 pour des lésions des os du nez, guéries par un
traitement mercuriel. Malgré cet avertissement, le malade ne
fait dans la suite aucun traitement.

Revient, en 1911, dans le service du Dr Bonnet, pour des
lésions du coude gauche, datant de deux ans. Pendant ces deux
ans, le malade a vu son coude gauche devenir tout à fait impo-
tent sans essayer aucun traitement. Le coude est fistulisé depuis
plus d'un an.

C'est une poussée douloureuse avec œdème qui amène le malade à l'hôpital.

A l'entrée, on constate :

Un coude très volumineux ; les mouvements de flexion et
d'extension sont abolis, et on a simplement de légers mouvements de pronation et de supination. Il y a une fistule suppurant
abondamment. La radiographie montre l'existence de lésions
osseuses considérables. L'extrémité inférieure de l'humérus est
détruite presque en totalité. Le radius est très altéré aussi ; on
voit notamment, un peu au-dessous de la tête radiale, un énorme
gonflement au sein duquel se voient des cavernes gommeuses.
Ces lésions sont presque complètement indolentes, le malade
travaillait encore deux jours avant son entrée.

Un traitement par l'iodure et les injections de biiodure amène
une amélioration rapide : le gonflement diminue, quelques mouvements reviennent et la fistule se tarit presque. Une injection
intraveineuse de 40 centigrammes d'arsénobenzol, faite dans la
suite, a nettement une action favorable.

Observation XVIII

(Gaucher et Louste, Tumeur blanche syphilitique du poignet,
Société de Dermatologie et de Syphiligraphie, 5 novembre
1908).

M. X..., âgé de quarante et un ans, présente, en juillet 1904,
une arthrite subaiguë radio-carpienne gauche, accompagnée d'un
peu de fièvre et de phénomènes généraux. Il est soigné en Normandie et le médecin fait, à différentes reprises, trois incisions
dorsales et une incision inférieure qui donnent issue à peu de
pus, beaucoup de sang, mais laissent des fistules.

La persistance des fistules, l'empâtement du poignet et de la
main, doivent faire penser à une lésion tuberculeuse. Le malade
est envoyé à Paris et, de l'avis du chirurgien qui le voit, on
décide l'amputation.

Par hasard, le malade nous est montré.

Nous ne trouvons aucune tare bacillaire; il nie d'abord tout
antécédent spécifique. Par principe, beaucoup plus que par les
signes cliniques, nous le soumettons au traitement mercuriel seul.

Après vingt piqûres de 2 centigrammes de benzoate de mercure, l'empâtement a diminué des deux tiers, trois des fistules
sont guéries.

Devant ce changement, le malade avoue qu'il a eu la syphilis.
Nous continuons les piqûres pendant vingt jours encore en ajoutant 3 grammes d'iodure de potassium.

Après quarante jours de traitement, il est guéri, ne conservant
que de l'atrophie musculaire et de la limitation des mouvements,
déjà très améliorées par le massage.

Observation XIX

(Gaucher et Louste, *Bulletin de la Société de Dermatologie
et de Syphiligraphie*, 1905).

Le nommé D. M..., trente-sept ans, a eu, il y a sept ans, des
lésions ulcéreuses à la face interne du genou droit qui ont per-

sisté deux mois. Deux ans après, la main gauche présente au gonflement, de la rougeur, puis s'ulcère en plusieurs endroits, et il se forme des fistules. Quelques mois après, c'est le front qui est touché ; on incise un abcès qui, depuis, est resté fistuleux. Dès ce moment, le nez et les joues sont envahis par des lésions ulcéreuses.

Jamais le malade n'a eu d'accidents syphilitiques connus. Il a le nez affaissé à sa racine depuis sa naissance.

Depuis sept ans, c'est un malade qui a été traité et considéré comme un bacillaire ; il est amaigri et pâle, tousse un peu.

A son entrée dans le service, au début d'avril 1905, les lésions présentaient les caractères suivants :

La main gauche est complètement déformée, énorme ; hypertrophie irrégulière, de coloration violacée, déprimée par endroits au niveau des fistules anciennes.

L'auriculaire et l'index sont ulcérés et déformés, les autres doigts présentent des spina-ventosa typiques.

Le coude gauche est presque immobilisé en flexion, tout mouvement d'extension est impossible.

Il existe sur la peau de petites ulcérations multiples, de contours irréguliers, séparées par des cicatrices rouge brun.

L'ulcération de la moitié droite du front, le sourcil et la paupière supérieure ne présentent pas de caractère spécial.

La face est couverte de croûtes sous lesquelles on voit des cicatrices et des brides cicatricielles.

Les os du nez sont effondrés, il existe des cicatrices sur les ailes du nez.

On constate aussi de la leucoplasie commissurale.

Si l'affaissement du nez, les lésions gommeuses de la jambe ne sont pas douteux, comme spécificité, il en est autrement des lésions osseuses du coude, de la main et des doigts, qui ont tous les signes apparents de manifestations bacillaires et que nous avons d'abord considérées comme telles.

On prescrit le traitement : 3 centigrammes de benzoate de mercure, 4 grammes d'iodure et localement des pansements humides.

Après cinq jours de traitement, les lésions se modifient, les croûtes tombent et les ulcérations se limitent.

Au bout d'un mois, nous obtenons une transformation complète. La main a diminué de plus de moitié, les fistules se tarissent, les doigts diminuent de volume, les mouvements du coude sont limités mais devenus possibles. Les lésions du front et de la face se cicatrisent. L'état général est excellent.

Aujourd'hui, après avoir pensé à l'association de tuberculose et de syphilis, nous en venons à nous demander si toutes ces lésions n'étaient pas spécifiques.

Dans ce cas, objectivement on devait dire bacillose ; les commémoratifs n'existaient pas ; c'est l'affaissement du nez et les lésions des jambes qui ont permis de faire un diagnostic exact, que l'influence du traitement a confirmé.

Observation XX

(Gaucher, Fouquet et Gréhant, *Bulletin de la Société de Dermatologie et de Syphiligraphie*, 1907).

Hortense V..., trente-huit ans, mécanicienne, entre, le 30 mai 1907, dans le service de M. le professeur Gaucher, à l'hôpital Saint-Louis, pour une tuméfaction douloureuse de la cuisse et du genou gauches.

La malade n'a pas d'antécédents tuberculeux ; elle est syphilitique : l'accident primitif fut méconnu. Mais, en 1896, apparaît une éruption généralisée ; cette éruption n'est pas attribuée à la syphilis et guérit sans aucun traitement. Cinq ans plus tard, en 1901, la malade, à la fin de sa première grossesse, présente une large ulcération du pharynx, dont la cicatrice est encore bien visible aujourd'hui. Elle est alors traitée par le sirop de Gibert et l'iodure de potassium.

En juin 1904, iritis spécifique de l'œil gauche, traitée et guérie par trois piqûres de benzoate.

Le 3 août, l'état général est peu satisfaisant ; la malade éprouve des douleurs articulaires qui disparaissent à la suite de piqûres d'huile grise.

L'affection actuelle aurait débuté il y a quatre mois ; petit à petit, sans traumatisme, il y aurait eu un gonflement énorme de la cuisse et du genou gauches, avec abcès évacué il y a un mois à la face externe du genou. Un trajet fistuleux existe depuis, laissant suinter sans cesse un liquide séro-purulent. La peau est adhérente aux plans sous-jacents et beaucoup plus chaude que de l'autre côté.

Il existe un empâtement de tout le tiers inférieur de la cuisse et de toute la région du genou. Il y a un peu d'atrophie du quadriceps du côté malade.

La pression forte est sentie douloureusement dans la profondeur ; un point plus douloureux est décelable à la face externe du tiers inférieur du fémur.

Dans la moitié inférieure de la cuisse, on constate que le fémur est globuleux, beaucoup plus gros que du côté sain, portant une hyperostose sur sa face externe dans son tiers inférieur ; les condyles sont augmentés de volume. La rotule présente un étalement et un élargissement de plus de 1 centimètre à gauche, elle est mobile. Les plateaux du tibia sont également épaissis. On ne perçoit pas de craquements dans l'articulation, mais il y a une légère hydarthrose : on obtient le choc rotulien.

Mensuration du genou, prise immédiatement au-dessus du bord supérieur de la rotule : à droite, 36 centimètres ; à gauche, 40 centimètres.

Seconde mensuration, immédiatement au-dessous du bord inférieur de la rotule : à droite, 31 centimètres ; à gauche, 33 cm. 5.

Cette femme a eu quatre enfants, tous nés à terme.

Le dernier accouchement a eu lieu il y a six semaines : l'enfant ne présente aucun accident.

Depuis quatre ou cinq mois la malade a subi un amaigrissement considérable. On ne trouve rien à l'auscultation ; l'habitus général pourrait faire penser à la tuberculose.

6 juin 1907. — Après sept jours de traitement par piqûres quotidiennes de 2 centigrammes de benzoate et par 2 grammes de biiodure de mercure, l'amélioration est considérable. Le gon-

flement de toute la région a diminué de plus de moitié ; la fistule est presque fermée et il n'est plus même possible de faire sourdre le pus qui suintait auparavant en grande abondance.

Après seize piqûres, l'empâtement des parties molles a disparu ; on sent plus facilement le fémur qui est encore augmenté dans son tiers inférieur. Les mensurations reprises donnent :

Circonférence au-dessus de la rotule, 39 centimètres ;

Circonférence au-dessous de la rotule, 33 cm. 5.

L'orifice fistuleux est complètement fermé. Les points douloureux ont disparu ; les mouvements sont en grande partie revenus et la malade, qui était tenue au lit, peut maintenant monter les escaliers et se mettre à genoux.

Observation XXI

(Kirmisson et Jacobson, observation Guterbock résumée).

Antoine B..., six mois, pas d'anamnestiques.

Cachexie, desquamation de la plante des pieds.

Gonflement considérable des trois extrémités osseuses du coude gauche : le membre est dans l'attitude d'une subluxation du coude en arrière. Immédiatement au-dessus de l'articulation, ulcération bourgeonnante conduisant par un trajet fistuleux sur l'extrémité dénudée de l'humérus.

Par le traitement, les symptômes disparaissent, les ulcères se ferment, les épiphyses dégonflent.

Observation XXII (résumée).

Gaucher et Coyon, *Annales de Dermatologie et de Syphiligraphie*, 1901.

Mme X..., vingt-six ans, entre à l'hôpital Saint-Antoine, salle Grisolle, le 20 mars 1899 ; femme mariée, mère de famille, et n'offrant aucun symptôme de syphilis dans ses antécédents héréditaires ou personnels.

Mariée à dix-huit ans, elle eut, à vingt ans, sa première grossesse. L'enfant ne présente aucune trace de syphilis héréditaire. Le mari nie tout antécédent spécifique.

Il y a deux ans, Mme X... vit apparaître une tuméfaction de la région sterno-mastoïdienne gauche qui fut, au début, traitée par des applications de baume tranquille.

En 1898, il y a dix-huit mois, douleurs dans le genou droit, qui rendirent la marche impossible. Le genou se tuméfia, devint volumineux. Jamais il n'y eut de fièvre. On pensa à une tumeur blanche, mais de nombreuses applications de pointes de feu n'amenèrent aucune amélioration.

Dans les derniers jours de décembre 1898, apparut sur la région claviculaire gauche, à l'union du tiers interne et des deux tiers externes, une tuméfaction rouge, non douloureuse, qui augmenta de volume, se ramollit et s'ulcéra. Dans les premiers jours de mars 1899, en faisant son lit, la malade fit un léger effort, elle sentit un craquement et ne put plus se servir de son bras. C'est pour ces accidents multiples que la malade nous est adressée comme tuberculeuse et incurable.

Etat actuel : le 20 mars 1899, nous constatons une impotence du bras gauche que la malade ne peut soulever qu'en s'aidant de la main droite. Au niveau du tiers interne de la clavicule existe une ulcération au fond de laquelle apparaît le fragment externe nécrosé de la clavicule.

La région sterno-mastoïdienne gauche forme un relief manifeste ; il existe une masse dure, non rénitente, siégeant dans le muscle sterno-mastoïdien.

Le genou droit est considérablement augmenté de volume ; il existe un empâtement généralisé, uniforme, des tissus à ce niveau ; ni fluctuation, ni rénitence, pas d'hydarthrose. Les mouvements sont difficiles ; il y a peu de douleur à la pression.

Depuis quatre mois, extinction de voix. Dans les poumons, respiration légèrement soufflante aux sommets.

Rien aux autres organes.

Malgré l'absence de tout antécédent spécifique, nous instituons un traitement : la malade est soumise aux injections de

benzoate (o gr. 02 par jour). Au bout d'une semaine, le traitement est interrompu à cause de la diarrhée. Le 24 mars 1910,
élimination d'un petit sequestre claviculaire.

5 avril. — On reprend les injections mercurielles que la diarrhée force à suspendre le 16.

On donne à ce moment deux pilules de Dupuytren et une
potion contenant 6 grammes d'iodure. Amélioration déjà
manifeste : tumeur sterno-mastoïdienne et genou moins volumineux.

On continue le traitement.

2 mai. — La gomme a disparu, le genou a repris son volume
normal, la gomme claviculaire est en voie de cicatrisation.

Observation XXIII

Observation Bouilly (thèse 1878), observation due à Ollier.

X...., cinquante-deux ans, entre dans le service d'Ollier, le
26 mars 1879, avec une arthrite suppurée du coude gauche et
on la lui adresse pour une résection. Tuméfaction du coude
gauche comme dans les arthrites fongueuses, deux fistules au
côté externe de l'articulation, dont l'une oblitérée, l'autre
admettant le stylet qu'elle conduit dans l'articulation. Au début,
il s'est écoulé de pus, et depuis un mois, l'état reste stationnaire
avec une sécrétion insignifiante. Pas de douleur, la tuméfaction
seule gêne les mouvements.

C'est cette indolence qui porta Ollier au diagnostic d'arthrite
spécifique du coude ; la présence d'ulcérations spécifiques aux
jambes confirma le diagnostic. La tuméfaction porte sur les
tissus périarticulaires et il n'y a aucune exostose. Le périoste
est seulement épaissi. Le stylet introduit dans l'articulation fait
reconnaître une dénudation du cartilage sans érosion profonde
de l'os. Il y a une lésion syphilitique du tissu fibreux de la capsule et des parties molles périarticulaires.

On ordonne l'iodure de potassium qui, en trois semaines,
guérit le malade. Le coude a repris ses mouvements.

B. — DIAGNOSTIC

Les observations précédentes sont suffisamment éloquentes pour montrer combien grandes peuvent être les difficultés du diagnostic différentiel de la tuberculose et de la syphilis articulaires à la période tertiaire.

Nous nous proposons, dans ce chapitre, d'étudier quels sont les éléments de diagnostic dont on peut disposer dans cette question si complexe et quelle est leur valeur respective.

Ces éléments de diagnostic sont fournis :

Par la clinique ;

Par le laboratoire ;

Par l'épreuve du traitement.

I. — ÉLÉMENTS CLINIQUES

a) **Signes locaux et généraux.** — Le tableau que nous avons tracé des formes atypiques de la pseudo-tumeur blanche ressemble à s'y méprendre à celui que fournit la tumeur blanche tuberculeuse. Les signes donnés comme caractéristiques de la syphilis articulaire disparaissent pour faire place à des symptômes qui ne peuvent qu'induire en erreur. Dans les deux affections, on a même aspect de la jointure à l'inspection, mêmes sensations à la palpation, même évolution fistuleuse; la radiographie ne donne que des renseignements incertains. Nous ne reviendrons pas sur les symptômes généraux, nous avons vu qu'ils peuvent rappeler ceux de la tuberculose. Il ne reste, dès lors, que les signes fonctionnels : il est évident que l'indolence relative de l'articulation constitue, quand elle existe, un signe important, qui peut être considéré comme exceptionnel dans la tuberculose articulaire arrivée à une période avancée; c'est cette indolence qui, dans le cas de l'observation XXIII, fit faire à Ollier le diagnostic de syphilis. Mais, comme nous l'avons vu plus haut, ce signe peut manquer.

Nous avons vu qu'il pouvait en être de même de l'absence d'adénopathie.

Ainsi, la pseudo-tumeur blanche syphilitique atypique peut présenter un tableau clinique absolument identique à celui de la tumeur blanche tuberculeuse et il peut se faire qu'aucun signe à l'examen local ne les différencie. Il en reste un cependant qui aurait une grosse valeur : c'est l'absence d'amélioration de l'arthropathie par l'immobilisation qui doit immédiatement faire songer à la nature syphilitique de la lésion et tendre à faire rejeter la tuberculose ; mais ce signe est tardif.

Donc on ne peut et on ne doit pas faire un diagnostic ferme d'arthrite tuberculeuse avant d'avoir tiré parti de tous les éléments de diagnostic que nous allons étudier, même si les signes locaux observés sont ceux d'une tumeur blanche des plus typiques.

Parmi ces éléments de diagnostic, la première place doit être donnée aux signes de syphilis que le malade peut présenter par ailleurs.

b) **Signes fournis par l'examen général du malade au point de vue syphilis.** — Ces signes sont évidemment d'une importance considérable, et c'est bien grâce à eux que bon nombre de malades doivent la guérison d'une arthropathie vouée sans eux à la résection. Nous devons la plupart des belles observations que nous possédons à la présence de ces signes.

Que sont ces signes cliniques?

Quelquefois, leur origine syphilitique est si nette qu'il n'est pas permis d'hésiter. Une arthropathie, même ayant des allures typiques de tuberculose, ne peut pas être étiquetée autrement que syphilitique si, avec elle, le sujet présente une triade d'Hutchinson, des déformations osseuses (épaississement des tibias ou des clavicules) ou une perforation du voile du palais; personne ne connaît mieux les arthropathies syphilitiques que les ophtalmologistes, qui ont tous été frappés de leur coexistence fréquente avec la kératite interstitielle. Evidemment toute arthropathie survenant chez un syphilitique n'est pas forcément de même nature, nous n'en voudrions pour preuve que notre observation XXXI, où une arthrite certainement tuberculeuse évoluait en même temps qu'une kératite interstitielle. Il n'en est pas moins vrai, que dans des cas semblables, un traitement d'épreuve est toujours tenté.

Il n'en est plus de même quand ces manifestations syphilitiques extraarticulaires ont des caractères anormaux; elles peuvent alors, au lieu de diriger le diagnostic dans le bon sens, l'aiguiller dans un sens tout à fait opposé. C'est ce qui arrive en particulier dans ces cas de syphilis pseudo-scrofuleuses sur lesquelles a bien insisté le professeur Nicolas. Le malade présente l'aspect complet du tuberculeux, on le donnerait comme type du sujet scrofuleux : il a un état général médiocre, de la fièvre, des adénopathies quelquefois suppurées, et l'arthropathie semble alors s'expliquer d'une façon toute simple ; l'idée de syphilis ne vient même pas à l'esprit ; il faut que fortuitement apparaisse un accident dont l'origine syphilitique ne soit pas discutable pour que le diagnostic soit renversé ; ce sont ces cas que l'on décrivait autrefois comme scrofulate de vérole et qui guérissent complètement par le traitement spécifique.

Enfin, les cas ne sont pas rares où l'examen le plus attentif de l'observateur le plus averti reste absolument négatif au point de vue syphilis, les signes cliniques demeurent tout à fait impuissants. Ce n'est qu'à une période déjà tardive de l'évolution de l'arthropathie ou même après une résection que la syphilis se révèle ; on en verra de beaux exemples plus loin ; et ces exemples autorisent à redouter que bon nombre d'arthrites syphilitiques restent indéfiniment méconnues.

II. — ÉLÉMENTS DE DIAGNOSTIC FOURNIS PAR LE LABORATOIRE

Puisque, dans un certain nombre de cas, la clinique seule est incapable de pouvoir déceler la nature d'une arthropathie, voyons ce que peuvent donner à ce sujet les examens de laboratoire.

a) **Réaction de Wassermann.** — Avec M. le professeur Nicolas, nous croyons qu'il ne faut lui accorder qu'une valeur relative :

Dernièrement, le Dr Massia, d'une part ; MM. Nicolas et Gaté, d'autre part, rendaient compte à la Société médicale des Hôpitaux de Lyon, le premier des données d'une statistique de 1.500 réactions, les seconds des résultats d'une expérience portant sur 100 cas. Les conclusions de ces auteurs sont les mêmes :

1° La réaction de Wassermann pratiquée sur un même sang, donne, suivant les opérateurs, des résultats différents ; ceux-ci sont dus, d'une part, au nombre considérable de méthodes employées ; d'autre part, à la façon de lire les résultats eux-mêmes, dont l'interprétation varie d'un auteur à l'autre.

2° Même pour un seul opérateur employant une seule méthode, se servant d'éléments toujours semblables et fréquemment dosés, avec réaction témoin sur un sérum de syphilitique secondaire non traité, les résultats obtenus ne sont pas ce qu'on pourrait en attendre. Massia trouve la réaction positive dans deux cas de lupus, dans un cas de rhumatisme, dans un diabète, dans 68 pour 100 des néphrites, dans 75 pour 100 des ictères, dans le cancer, sans compter la lèpre, la scarlatine, le scorbut, etc..., et des réactions négatives dans des syphilis certaines. Nicolas et Gaté, tout en obtenant chez des syphilitiques connus un pourcentage de résultats positifs sensiblement analogue à celui des autres auteurs, c'est-à-dire 60 pour 100 dans la période du chancre, 90 pour 100 à la période secondaire, 80 pour 100 dans le tertiarisme et 36 pour 100 dans

les affections parasyphilitiques, constatent, chez des
non syphilitiques certains, 39 pour 100 de résultats
positifs.

Enfin, pratiquant la réaction deux fois chez ces derniers, à quinze jours d'intervalle, ils trouvent des
variations de la réaction dans 33 pour 100 des cas.

Aussi leurs conclusions sont les suivantes :

« 1° Une réaction de Wassermann négative ne
« permet pas d'écarter définitivement la syphilis ;

« 2° Une réaction de Wassermann positive ne
« signifie pas forcément syphilis. Et dans cette res-
« triction nous n'englobons pas seulement quelques
« maladies rares ou faciles à retrouver dans les anté-
« cédents, comme la scarlatine, la maladie du sommeil,
« la lèpre, qu'on sait depuis longtemps susceptibles de
« donner des réactions positives ; nous croyons qu'un
« malade atteint d'une affection quelconque, et même
« un individu sain, peut avoir un Wassermann positif
« sans syphilis.

« La réaction, enfin, est plus constante chez les
« syphilitiques que chez les non-syphilitiques. Un
« Wassermann fait deux fois et à un assez long inter-
« valle s'impose donc dans les cas suspects. Une réac-
« tion constamment positive dans ces conditions doit
« faire pencher du côté de la syphilis, sans qu'on
« puisse absolument l'affirmer. »

b) **Intradermo-réaction et cuti-réaction à la
tuberculine.** — MM. Nicolas, Favre et Charlet
(*Société médicale des Hôpitaux de Paris*, 1910) ont
étudié ces réactions suivant les méthodes de Mantoux

et de von Pirket chez un certain nombre de syphilitiques, cliniquement indemnes de toutes traces de
tuberculose; ils ont obtenu, par l'une et l'autre méthode un pourcentage de résultats positifs à peu près
égal à celui qu'on obtient avec des tuberculeux avérés.
Leur conclusion fut donc que ce procédé était incapable
d'aider au diagnostic entre syphilis et tuberculose.
Burgi, de Turin, pense de même.

c) **Ophtalmo-réaction à la tuberculine.** — Elle
ne semble pas avoir donné de résultats semblables
aux précédentes méthodes entre les mains de MM. Bonnet et Bérard et de M. Fernand Arloing; les cas négatifs sont beaucoup plus fréquents; mais cette méthode
de diagnostic étant abandonnée en pratique courante,
nous ne nous y arrêterons pas.

d) **Séro-diagnostic tuberculeux.** — Cette méthode
est beaucoup trop sensible pour pouvoir être utile dans
le cas qui nous occupe. On verra dans nos observations
qu'il est bien difficile de tirer parti des renseignements
qu'elle donne. Bien souvent les résultats sont positifs
chez des syphilitiques certains, cliniquement non
tuberculeux, fait qui s'explique probablement par
l'existence de lésions tuberculeuses minimes; inversement, nous les avons vus négatifs dans des cas où
l'inoculation du liquide articulaire était positive.

e) **Examen direct du liquide articulaire.** — La
recherche des microbes à l'examen direct est trop souvent négative pour qu'on puisse lui donner une valeur

réelle. Dans la tuberculose, la présence du bacille de Koch est rarement décelée par cette méthode et encore demande-t-elle à être contrôlée par l'inoculation, car les pseudo-bacilles tuberculeux sont fréquents. Dans la syphilis, la recherche du tréponème semble avoir rarement été faite. A part les cas de Bertarelli *(Annales de l'Institut Pasteur,* 1906), de Levaditi et de Pasani qui ont trouvé le spirochète dans les tissus et dans les exsudats d'ostéo-chondrites spécifiques, nous n'avons pas trouvé de travaux se rapportant à cette question. Dans les cas que nous avons pu observer nos recherches ont été négatives.

f) **Réaction de Wassermann sur le liquide articulaire.** — Elle est souvent positive, mais, là encore, pour les raisons citées plus haut, nous admettons qu'on ne peut pas lui attribuer une importance bien grande. La preuve en est fournie par notre observation XXXI. Notre malade, qui était atteint de tuberculose articulaire et avait un Wassermann très positif dans le sang, eut dans le liquide articulaire un Wassermann négatif pour M. Roubier, très positif pour M. Massia ; les méthodes employées par ces deux opérateurs n'étaient pas les mêmes.

g) **Examens histologiques.** — Ils ne nous arrêteront pas, car il est rare qu'on puisse y recourir dans ces cas d'arthropathies. Ils seraient, d'ailleurs, sans utilité, puisque, comme l'ont montré MM. Nicolas et Favre, l'aspect des lésions peut être identique.

h) **Inoculation du liquide articulaire au cobaye.**
— C'est évidemment le seul moyen que l'on ait de dépister d'une façon certaine la tuberculose, et, par contre-coup, d'éliminer la syphilis. On peut, en effet, considérer comme presque constante la tuberculisation du cobaye dans les arthrites tuberculeuses ; l'inoculation négative peut donc faire dire, presque à coup sûr, syphilis, à condition que les autres causes aient été éliminées.

III. — ÉLÉMENTS DE DIAGNOSTIC
FOURNIS PAR LES RÉSULTATS DU TRAITEMENT

Le traitement d'épreuve est le complément de l'inoculation. Quand la tuberculose a été éliminée par les résultats négatifs de l'inoculation, il peut venir signer le diagnostic de syphilis, en améliorant l'état des lésions.

Mais encore faut-il savoir l'appliquer de façon correcte, pour en obtenir tous les résultats qu'il peut donner. Trop souvent, on voit, dans les observations, rejeter le diagnostic de syphilis, parce que le traitement a été sans effet ; il était, en réalité, insuffisant. Certains sels de mercure n'ont qu'une action très légère sur des lésions aussi profondes que celles des arthropathies gommeuses. On lira plus loin une observation où l'iodure, à lui seul, guérit une arthrite sur laquelle n'avaient agi ni les pilules de sublimé, ni le benzoate, ni l'énésol, cependant donnés à forte dose et pendant longtemps : ces sels sont trop peu actifs. Bien meilleure dans ces cas est l'action du biiodure.

Mais, à notre avis, les sels mercuriels seuls ne donnent que des résultats incomplets. L'iodure, soit seul, soit associé, fait ordinairement merveille dans la syphilis osseuse.

Mais il est certain que bien supérieurs encore sont le salvarsan ou le néosalvarsan qui, dans des cas où le traitement hydrargyroiodique n'a eu que des effets incomplets, peuvent donner des résultats parfaits.

Nous devons cependant encore faire quelques restrictions. Il est évident que dans des cas très anciens, où les lésions osseuses sont très intenses, le traitement syphilitique ne peut pas fournir une *restitutio ad integrum* complète; il ne peut donner qu'une amélioration, dont il faut se contenter pour faire un diagnostic de syphilis.

Enfin, il faut bien savoir qu'un traitement syphilitique, quel qu'il soit, n'a aucun effet sur les lésions fistuleuses, quand celles-ci sont symptomatiques d'un séquestre; l'ablation chirurgicale du séquestre est indispensable pour obtenir un résultat parfait[1].

En résumé, nous dirons donc qu'en matière d'arthrite syphilitique, et principalement d'arthrite syphilitique gommeuse à forme atypique, rien dans l'examen clinique local ne permet de faire un diagnostic certain. L'examen clinique général peut, dans certains

---

[1] Tout récemment *(Annales de Dermatologie et de Syphiligraphie*, février 1914), est paru un travail de Arnault, Tranck et Pelbois, intitulé : *A propos du traitement des tuberculoses cutanées et des tuberculides par le néosalvarsan*, et où les auteurs citent des cas de guérison. Nous croyons, en réalité, que la preuve de la tuberculose n'était pas faite dans ces cas, la négativité de la réaction de Wassermann et l'examen histologique ne devant pas être considérés comme suffisant à faire admettre la tuberculose.

cas, rendre de gros services, il peut aussi n'être d'aucun secours. La réaction de Wassermann, le séro-diagnostic tuberculeux et la tuberculino-réaction, donnent
souvent des renseignements contradictoires. L'épreuve
du traitement elle-même ne fournit dans des cas
anciens que des résultats incomplets. Seule, une inoculation positive de liquide articulaire au cobaye permet d'écarter, à coup sûr, la syphilis.

Aussi pensons-nous qu'il n'est, actuellement, pas
permis, quels que soient les signes cliniques observés,
de faire un diagnostic d'arthropathie tuberculeuse,
avant d'avoir constaté une inoculation positive au
cobaye ou l'inefficacité absolue d'un traitement
d'épreuve. Les observations qui suivent montreront
que nos conclusions n'ont rien d'exagéré.

OBSERVATION XXIV (résumée dans thèse de Gouariantz)
(Due à l'obligeance de M. le professeur Roque).

D... Auguste, vingt-quatre ans, mécanicien, entre le 5 juin
1913 à l'hôpital pour des douleurs articulaires.

Ses parents sont bien portants Il a une sœur qui jouit d'une
excellente santé.

Personnellement, il a eu une gastro-entérite dans son enfance,
une scarlatine à huit ans. Pas d'adénite.

A vingt ans, avant de partir au régiment, il eut une pleurésie
avec épanchement qui guérit en un mois sans ponction ; il eut
de la fièvre pendant une huitaine de jours. Il fit deux ans de
service militaire. Il y fut soigné en août 1912, d'une ulcération
du gland que l'on baptisa du nom de chancre mou, mais qui
semble bien avoir été de nature syphilitique. En décembre 1912,
il fut soigné par le Dr Gélibert pour de la dysphagie, qui guérit
avec douze injections mercurielles.

Ethylisme marqué.

Les accidents actuels remontent à trois mois. Le 10 mars dernier, sans traumatisme antérieur, il éprouva brusquement dans le genou droit une violente douleur qui l'obligea à interrompre son travail, qu'il n'a jamais pu reprendre depuis. Il resta au lit pendant une huitaine de jours, et semble avoir eu un peu de fièvre à ce moment. L'articulation du genou n'augmenta pas de volume, mais, au bout de deux jours, la douleur passa au genou gauche, puis deux jours après, au coude et au poignet gauches. Enfin, huit jours environ après le début des phénomènes articulaires, le poignet droit fut atteint et est resté depuis seul malade. Il commença à enfler, en même temps qu'apparaissait de l'œdème du dos de la main.

A l'entrée, jeune homme d'apparence robuste, au teint coloré, se disant un peu amaigri.

La main et le poignet droits sont en battoir ; les mouvements spontanés de flexion et d'extension du poignet sont très limités, mais peu douloureux ; les essais de mobilisation provoquent de la douleur. A la face dorsale du poignet, vers la tête du grand os, on constate un point fluctuant, non douloureux. Il existe, par contre, des points douloureux très nets sur le bord externe du radius. On est frappé, à la palpation, surtout par l'énorme épaississement des épiphyses radiale et cubitale. Les interosseux et les muscles des éminences thénar et hypothénar sont atrophiés. Rien aux autres articulations.

Ganglions de la nuque à droite ; gros ganglions inguinaux ; pas de ganglions épitrochléens droits.

Traces douteuses d'éruption roséolique au thorax et à l'abdomen. Plaques muqueuses sur l'amydale droite.

Aux poumons, sommet gauche un peu suspect.

Rien au cœur ni à l'appareil digestif.

Pas de fièvre.

Réaction de Wasserman négative.

Séro-diagnostic tuberculeux + 5 + 10 — 15.

Pas de bacilles de Koch dans les crachats.

A la radioscopie, sommet gauche légèrement obscur.

Radiographie du poignet : on ne retrouve pas l'énorme épais-sissement des épiphyses ; on ne note qu'un peu d'irrégularité du périoste et un aspect très flou des os du carpe.

7 juin. — Le malade est montré à un chirurgien des hôpitaux qui, sans le contrôle de la radiographie, est frappé de la ressem-blance absolue des lésions avec celles d'une tumeur blanche et, malgré les accidents spécifiques certains, penche plutôt pour la tuberculose.

7 juillet. — Le malade a recu trois injections de neósalvarsan, deux à o gr. 45, une à o gr. 6o, à dix jours d'intervalle. Il n'a pas été immobilisé.

Le malade a pu reprendre son travail, assez pénible, de mar-chand de volaille. Il n'a plus ni douleur provoquée, ni douleur spontanée. Il est capable de faire des mouvements d'extension et de flexion assez étendus. La forme du poignet redevient nor-male ; l'empâtement a disparu. Le malade porte des fardeaux assez lourds avec sa main malade.

On peut vraiment parler de guérison.

Cette observation nous semble du plus haut intérêt; elle prouve combien les signes locaux peuvent simuler la tuberculose, puisque chez ce malade, syphilitique connu, et présenté comme tel, un clinicien de valeur n'a pas hésité à affirmer, cliniquement du moins, la tuberculose.

OBSERVATION XXV (résumée)

Arthropathie du coude chez une syphilitique, considérée comme tumeur blanche et guérie par l'iodure de potassium (par Louis Queyrat, *Société médicale des Hôpitaux*, 5 juillet 1907).

Il s'agit d'une jeune fille de vingt ans. A dix ans, elle a eu des adénopathies sous-maxillaire et cervico-latérale gauches, qui ont suppuré et laissé les cicatrices caractéristiques des ganglions tuberculeux. Il lui reste de cette époque une grosse polyadénite cervico-latérale plus accusée à gauche, où les ganglions ont le volume d'une amande. Elle n'a jamais eu de bronchite, n'a jamais toussé. Au point de vue de l'examen des poumons, peu de chose : sous la clavicule droite, la respiration est rude et basse, l'inspiration saccadée, l'expiration prolongée, en même temps qu'on trouve les vibrations augmentées et la sonorité diminuée.

Il s'agit donc d'une jeune fille tuberculeuse.

25 février 1906. — Elle contracte la syphilis. Deux mois après elle est couverte de syphilides maculo-papuleuses ; elle va consulter à Saint-Louis où on lui trouve, outre les lésions cutanées, une ulcération génitale et une adénopathie inguinale bilatérale spécifique.

Elle prend dès lors, chaque jour, pendant deux mois, deux pilules de sublimé, puis, le 18 juillet 1906, on lui fait une série de dix injections de benzoate de mercure ; elle est obligée de cesser, les injections étant très douloureuses et ayant provoqué une stomatite intense.

La stomatite guérie, un médecin de la ville lui fait vingt injections d'énésol.

N'empêche que le 25 août elle présentait deux gommes volumineuses sur la jambe gauche, à trois travers de doigts de l'articulation, ayant laissé des cicatrices ovalaires.

Puis se montrent successivement : une troisième gomme sur la jambe gauche, une quatrième sur la cuisse gauche, une cinquième et une sixième sur la cuisse droite, une septième sur le mollet droit.

Ces gommes ont évolué du 25 août à la fin septembre : le traitement a consisté en trente injections de benzoate de mercure et des applications d'emplâtre de Vigo ; pas d'iodure.

En octobre, la malade ne suit pas de traitement.

En novembre, elle est prise de douleurs dans le coude gauche ; elle retourne à Saint-Louis où on lui fait vingt-cinq injections de benzoate ; les douleurs persistent, le mercure est remplacé par du sirop iodotannique ; les douleurs augmentent ; on revient au benzoate et elle reçoit treize injections de 3 centigrammes (janvier 1907), puis vingt-deux injections de 2 centigrammes.

Malgré ce traitement mercuriel intensif et continu, les douleurs empirent ; la malade est mise aux frictions d'onguent napolitain ; elle en fait quinze ; les douleurs demeurent de plus en plus intenses ; l'articulation est volumineuse, d'un rouge sombre, la malade ne peut dormir, tant elle souffre.

On discute alors, nous dit-elle, à Saint-Louis, l'hypothèse d'une tumeur blanche. Elle va consulter un médecin militaire qui fait le diagnostic de tumeur blanche du coude et l'adresse à un chirurgien des hôpitaux qui confirme ce diagnostic et déclare, nous affirme la malade, qu'il sera nécessaire de pratiquer la résection du coude.

Entre temps, comme il y a une imminence d'abcès, comme les douleurs sont intolérables, on lui applique un appareil plâtré qu'elle garde trois semaines, sans aucune amélioration d'ailleurs ; c'est dans ces conditions qu'elle m'est amenée le 3 avril 1907.

La malade est extrêmement fatiguée ; il y a un mois et demi qu'elle ne dort pas, du fait des douleurs que lui occasionne son arthropathie et qui persistent en dépit de l'appareil plâtré.

Cet appareil enlevé, le coude apparaît très augmenté de volume (il mesure 24 centimètres de pourtour, tandis que celui du côté sain ne mesure que 20 cm. 5), d'un rouge violacé, avec des points fluctuants où il semble qu'un abcès soit sur le point de s'évacuer ; la douleur est atroce ; dès qu'on touche l'articulation, la malade pousse des cris, la moindre tentative de mouvement provoqué la met presque en syncope.

En présence de ce cas, trois diagnostics étaient à discuter :
Arthropathie blennorragique ;
Arthropathie tuberculeuse ;
Arthropathie syphilitique, et ce fut celui que je formulai, annonçant à la malade que j'espérais la guérir rapidement, tout en faisant des réserves, en raison du terrain, pour la possibilité d'une association d'une arthropathie hybride syphilitico-tuberculeuse. L'insuccès du traitement mercuriel, malgré son intensité

et sa continuité, n'était nullement, à mon avis, un argument contre l'hypothèse de la spécificité de l'arthropathie, l'iodure n'ayant pas été administré.

Aussi, malgré le terrain notoirement tuberculeux, n'hésitai-je pas à faire prendre à cette malade, par la voie rectale, 4 grammes puis 6 grammes et, dès le troisième jour, 8 grammes d'iodure de potassium. Il a été continué à cette dose pendant un mois ; il a été fait simultanément, au début, dix frictions mercurielles.

Le traitement fut commencé le 3 avril ; dans la nuit du 9 au 10, cette jeune fille, qui depuis un mois et demi ne dormait pas et criait de douleur, put reposer pendant huit heures ; j'ai enlevé l'appareil plâtré après quinze jours ; au bout d'un mois, la malade pouvait se coiffer.

Actuellement, les mouvements s'effectuent sans aucune douleur ; l'extension n'est pas complète, mais il faut songer que cette articulation a été malade pendant cinq mois. Bien entendu, toute réaction inflammatoire a disparu ; le coude ne mesure plus que 22 centimètres de circonférence ; il reste encore un peu d'hydarthrose dans l'articulation.

La malade va, dès à présent, reprendre son traitement mixte, et en y joignant le massage, les mouvements provoqués et l'électrisation ; j'espère arriver chez elle à un résultat encore plus satisfaisant. Et si je voulais de ce fait tirer une conclusion, je dirais : ne faisons pas fi de l'iodure.

Cette observation présente un double intérêt : tout d'abord, signes locaux et signes généraux orientaient nettement vers la tuberculose ; de plus, le traitement mercuriel seul n'a pas suffi pour faire rétrograder les lésions articulaires, l'iodure, au contraire, a fait merveille ; le mode de traitement d'épreuve a donc une importance considérable.

Observation XXVI

(Aimes, *Progrès Médical*, mars 1914).

Le jeune L..., âgé de six ans, entre pour la première fois dans le service de chirurgie infantile, le 9 juillet 1911, pour douleur du genou gauche avec impotence fonctionnelle.

Le début de l'affection remonte au début de juin. Ce début s'est fait d'une façon insidieuse par des douleurs peu vives, mais plus marquées à la marche, et de la boiterie.

Peu après, l'enfant a refusé de marcher et lorsque les parents nous l'ont amené, nous avons constaté :

1° Que le genou gauche était légèrement globuleux ;

2° Que la jambe était en flexion assez marquée sur la cuisse ;

3° Que la région articulaire était le siège d'un empâtement assez net.

La palpation révèle, en outre, l'existence de points douloureux au niveau de la tubérosité interne du tibia ; le choc rotulien est net ; les mouvements sont limités et assez douloureux. La cuisse est atrophiée, micropolyadénopathie, etc.

Le malade ne présente aucune autre manifestation pathologique. Nous remarquons seulement que son état général est peu brillant.

D'autre part, l'interrogatoire des parents est absolument négatif quant à la possibilité d'une syphilis.

Devant ce tableau clinique, le diagnostic porté est celui de tumeur blanche du genou gauche, et, le 10 juillet 1911, le membre malade est immobilisé dans un plâtre.

L'enfant revient le 20 septembre 1911 : l'état local s'est amélioré, les lésions paraissent en voie de régression, ce qui semble confirmer le diagnostic ; l'état général est un peu meilleur. Pas d'autres manifestations pathologiques. On applique un deuxième plâtre le jour même. Lorsque l'enfant revient à l'hôpital, le tableau clinique a complètement changé. Le genou gauche est encore globuleux, mais ce qui nous frappe, c'est la facilité avec

laquelle sont exécutés les mouvements ; malgré les lésions non
encore éteintes, la flexion complète est possible et se fait sans
douleur ; la palpation de l'articulation est indolore. D'autre
part, deux autres articulations, le coude et le poignet droits,
sont depuis quelques jours le siège d'un gonflement diffus avec
conservation des mouvements. Enfin, il y a un mois, est survenue une perforation de la voûte palatine.

Cet ensemble clinique était trop net pour nous faire hésiter.
Le père, pressé de questions, finit par avouer la syphilis.

Nous devons ajouter, fait qui avait contribué à faire poser un
diagnostic erroné, que la mère avait eu trois grossesses, toutes
trois menées à bonne fin.

La réaction de Wassermann fut nettement positive et l'enfant,
confié au professeur Vedel, fut traité par des injections de 606.

Les résultats furent excellents : régression rapide des lésions
articulaires, relèvement de l'état général, changement à vue
d'œil de la perforation palatine. L'enfant a été revu trois mois
plus tard, il ne lui reste qu'un léger degré de genu vulgum.

L'auteur ajoute :

« Cette observation est intéressante parce qu'elle
montre qu'on ne songe pas assez à la syphilis en présence d'une arthrite. D'autre part, dans notre cas, tout
contribuait à écarter cette étiologie : les grossesses normales, les dénégations des parents. L'âge du malade
n'était pas celui de la syphilis articulaire. Nous n'avions
pas les caractères classiques de l'arthrite syphilitique :
ni la bilatéralité ou la multiplicité de l'atteinte articulaire, ni l'exagération nocturne des douleurs, ni l'absence d'attitude vicieuse, ni, dans notre premier examen, l'indolence des mouvements passifs, jointe à leur
facile exécution; la triade d'Hutchinson n'existait
pas. »

Observation XXVII (inédite)

(Recueillie dans le service de M. le professeur Nicolas).

B... Emilienne, seize ans, entre à la clinique de l'Antiquaille le 27 mars 1914 pour une kératite interstitielle et une arthropathie du genou.

Les antécédents héréditaires sont assez peu nets. La mère, interrogée, raconte les faits suivants :

Mariée une première fois, elle eut, de son premier mari, cinq grossesses. Les deux premières se sont terminées à terme. Des deux enfants, l'un est mort à quatre mois de broncho-pneumonie, l'autre a actuellement vingt-sept ans et est en bonne santé. Les trois autres grossesses se sont terminées par des fausses couches qu'elle avoue avoir provoquées. Le premier mari est encore vivant.

Elle s'est remariée quelques années après. Son second mari est mort d'une « exostose cranienne (?) » Il avait toujours été assez faible de la poitrine. Avec lui, la mère eut deux enfants à terme ; le premier est la petite malade actuelle ; le second est mort pendant le travail ; il était gros et bien constitué et sa mort fut attribuée à la longueur exagérée du travail.

Interrogée avec soin, la mère nie absolument tout antécédent spécifique ; elle affirme n'avoir jamais eu de bouton sur le corps, n'avoir jamais eu d'angine de longue durée ni de chute des cheveux. Tout ce qu'on trouve chez elle consiste en une période de céphalée intense qui dura plus d'un mois et pour laquelle furent consultés plusieurs médecins, entre autres M. Cordier. Aucun ne fit de traitement spécifique. Cet accident eut lieu avant le second mariage.

L'enfant, elle-même, a eu une très bonne santé jusqu'en 1910. A cette époque, apparut une kératite interstitielle qui fut traitée par un ophtalmologiste sans traitement spécifique. A cette époque, la malade était assez chétive, avait des adénopathies multiples ; aussi fut-elle envoyée à Giens où elle resta trois mois. Dès le début de son séjour à la mer, apparut une hydarthrose du genou droit. A son retour à Lyon elle entra dans un service de chirurgie des hôpitaux pour cette arthropathie. Les registres du chirurgien traitant portent que cette hydarthrose était très volumineuse, absolument indolente et que les mouvements étaient normaux; il n'y avait pas d'adénopathie inguinale. On émit à ce moment l'hypothèse de spécificité, mais elle fut probablement rejetée, car elle fut traitée, semble-t-il, comme une arthrite tuberculeuse : radiothérapie, ponctions et injections modificatrices d'éther iodoformé, immobilisation en plâtre.

Après un séjour de deux mois à la Charité, elle repartit pour Giens non améliorée. Six mois après, elle en revenait dans le même état. Une nouvelle ponction et un nouveau plâtre furent faits. Vue dans la suite par un médecin en ville, elle fut encore traitée comme tuberculeuse.

Elle resta, en somme, environ pendant un an en plâtre et guérit à peu près, tout en conservant cependant un peu de gêne et de douleur. Depuis un mois environ, les douleurs sont devenues plus fortes, surtout nocturnes. A aucun moment elle n'eut de traitement syphilitique.

Il y a six mois, elle fut soignée dans le service du D\ :sup:`r` Durand, à l'Hôtel-Dieu, pour une gomme du tibia qui guérit par l'iodure.

Enfin, en janvier, apparut de nouveau une kératite interstitielle assez intense.

C'est pour cette kératite et son genou qu'elle est amenée à l'hôpital.

A l'examen le genou droit est un peu plus volumineux que le gauche, les culs-de-sac sont saillants sous la peau. Il n'y a pas d'épaississements osseux, mais on trouve un léger choc rotulien. La mobilisation du genou donne des craquements. Les essais de flexion de la jambe sur la cuisse sont arrêtés à peu près à l'angle droit par la douleur qu'ils provoquent. La marche, d'ailleurs, est un peu douloureuse. La pression ne réveille nulle part de douleur. Il n'y a pas de ganglions inguinaux. Légère atrophie de la jambe, sans atrophie de la cuisse.

Rien au genou gauche.

La malade a des dents d'Hutchinson typiques, une voûte

palatine ogivale et une otite moyenne suppurée bilatérale. La kératite semble intense ; il existe une photophobie très accusée et une perte de la vue absolue.

L'examen des organes est négatif.

1er avril. — Injection intraveineuse de néosalvarsan, 20 centigrammes.

8 avril. — Injection intraveineuse de néosalvarsan, 3o centigrammes.

15 avril. — Injection intraveineuse de néosalvarsan, 4o centigrammes.

20 avril. — La malade est très améliorée. Elle ne souffre absolument plus de son genou. L'hydarthrose n'a pas complètement disparu, mais elle a beaucoup diminué et on ne voit plus le relief des culs-de-sac comme à l'entrée. Il y a également beaucoup moins de craquements.

Du côté des yeux l'amélioration est notable, du moins au point de vue fonctionnel : il n'existe plus de photophobie.

Observation XXVIII

(Nicolas et Mouriquand, *Société des Sciences médicales de Lyon*, 1905).

Marie S..., âgée de six ans, est la première enfant de sa famille. Elle est née à terme, sans rien présenter d'anormal sur les téguments ou les muqueuses. Après elle, seulement, sa mère a eu une fausse couche à trois mois et un enfant mort-né. On ne trouve pas d'autres traces de syphilis par l'interrogatoire du père et de la mère. La fillette a un frère plus jeune bien portant.

Bonne santé jusqu'à trois ans. A cet âge, à la suite d'une rougeole, elle eut une bronchite qui l'a débilitée jusqu'au jour où se manifesta la localisation articulaire au genou droit. Elle fit deux séjours à la Charité pour *cette tumeur blanche*. Deux plâtres furent faits pour cette affection qui semble actuellement en évolution favorable.

A son entrée, l'enfant présente, en outre, sur la voûte palatine et sur la ligne médiane, une fissuration allant jusqu'à l'os, sur le bord de laquelle on aperçoit un semis de granulations jaunâtres alternant avec de petites ulcérations.

A la racine du nez est apparu, du côté droit, au mois de septembre dernier, un petit bouton qui fut laissé sans traitement. Actuellement, on trouve une perforation des os propres du nez...

Polyadénite sous mentale, sous-maxillaire, préauriculaire. Les ganglions sont gros, indolores, non suppurés. Actuellement les ganglions ont diminué depuis que la fillette est soumise au traitement spécifique. La malade qui, à son entrée, conservait des douleurs spontanées et à la pression, marchait sur la pointe du pied et boitait en marchant, a vu, sous l'influence du traitement, les douleurs diminuer peu à peu pour, finalement, disparaître complètement ; il ne reste plus qu'un certain degré de limitation des mouvements, qui s'atténue, d'ailleurs, de jour en jour.

Observation XXIX

(Vivier, *Annales des Maladies vénériennes*, 1906-1907.)

Malade de quarante-deux ans, entré à l'hôpital en février 1905 pour être soigné d'une tumeur blanche du genou. Après l'avoir gardé quelques jours en observation, l'avoir examiné à diverses reprises, sous chloroforme même où l'on fit une ponction exploratrice dans l'un des points fluctuants, on conclut à la nécessité de l'amputation de la cuisse et l'on prévint le malade de cette détermination.

Le malade refusa net......

Je vis le malade, pour la première fois, fin février 1905. C'était un homme grand, très amaigri, le visage creux et pâle, fatigué par des douleurs persistantes. Le genou droit était dans un état lamentable. Très volumineux, demi-fléchi, le tibia en subluxation postérieure, il offrait l'aspect typique d'une tumeur blanche à la période de luxation. Les culs-de-sac étaient distendus par un épanchement moyen, la synoviale épaissie dans son

ensemble présentait des parties plus dures et d'autres molles ;
en particulier, de chaque côté du tendon rotulien, on avait la
sensation typique de fongosités articulaires. Cependant, le
volume anormal de l'articulation était dû surtout à la tuméfaction des condyles du fémur dont l'interne, en particulier, était
notablement augmenté de volume.

Le tibia subluxé en arrière était aussi légèrement déjeté en
dehors. La flexion ne dépassait pas l'angle droit, l'extension
était impossible au delà d'un angle fortement obtus en raison de
la subluxation du tibia et de la rétraction très marquée des
muscles postérieurs de la cuisse ; enfin, il existait des mouvements de latéralité très étendus témoignant de l'usure des ligaments latéraux.

Le genou était douloureux spontanément au toucher et pendant la marche. Le repos calmait beaucoup les douleurs qui ne
présentaient pas d'exacerbation nocturne. Le condyle interne
était douloureux au toucher, particulièrement aux points d'insertion des ligaments.

Cette tumeur blanche avait évolué assez rapidement : depuis
deux ans l'état du malade n'était pas bon, il se fatiguait vite, il
manquait d'appétit, il avait maigri notablement.

En octobre 1904, il commença à souffrir du genou droit et
bientôt ce dernier augmenta de volume... On mit au malade un
silicate qui ne l'améliora pas du tout ; il fut, enfin, forcé d'entrer
à l'hôpital par l'accroissement des douleurs et l'impossibilité
absolue de marcher.

C'était la première fois qu'il était obligé de s'aliter, ayant joui
jusque là d'une santé robuste. Son père et sa mère vivent encore
en parfaite santé. Deux frères se portent à merveille.

Outre sa lésion articulaire, le malade présentait encore, au
niveau du frontal droit, une petite collection fluctuante du
volume d'une noisette et dont l'origine osseuse était facile à
reconnaître par l'existence d'un point douloureux net ; on sen-
tait, à ce niveau, une petite dépression de la table externe de
l'os. Cet abcès était survenu sans douleur appréciable, un ou
deux mois avant qu'il souffrît du genou.

Je n'hésitai pas à me ranger au diagnostic de tumeur blanche qui me semblait évident par les caractères de la lésion, le mauvais état général du malade, la coexistence d'un abcès froid au niveau du front. Je prévins le malade que je n'étais rien moins que sûr d'arriver à un bon résultat dans un cas déjà si avancé, et, sur sa décision formelle, je commençai le traitement conservateur. Je redressai de mon mieux le genou et le maintins avec un appareil plâtré prenant le bassin et le pied. Une fenêtre à la face antérieure du genou me permit de faire une série de dix injections intraarticulaires d'huile iodoformée et créosotée. Je n'obtins aucun résultat local et l'état général devint si mauvais que je n'osai continuer sans demander l'avis d'un spécialiste plus autorisé que moi.

Ce dernier conseilla un séjour à la mer et des injections de naphtol camphré.

Le malade ne suivit pas ce conseil et se rendit en Normandie où il se fit faire des massages... Ce traitement l'améliora sensiblement, les douleurs spontanées disparurent, mais la marche était toujours pénible, et la jambe déviait de plus en plus en dehors par suite de la laxité ligamentaire.

En octobre il revint à Paris, où je le rencontrai dans la rue, et fus tout surpris de le voir marcher : mal à la vérité, mais certainement d'une allure qui ne cadrait pas avec la tumeur blanche suppurée et fistuleuse que je lui supposais à cette époque après un traitement aussi abracadabrant.

Je soupçonnai une erreur de diagnostic : une tumeur blanche ne pouvait avoir été améliorée par du massage et de la mobilisation, et je priai le malade de venir me voir. Il n'y vint guère qu'un an après : voici l'état tel que je l'ai consigné à ce moment (octobre 1906).

Le genou est en demi-flexion, le tibia subluxé et arrière et en dehors. L'extrémité supérieure du tibia paraît un peu plus volumineuse que celle du côté opposé, l'extrémité inférieure du fémur est très augmentée de volume. La rotule est notablement élargie, elle présente 2 centimètres de plus que celle du côté gauche dans toutes ses dimensions. La synoviale est uniformément distendue par un tissu mollasse qui donne l'impression de fongosités.

Il existe, à mi-chemin entre le bord interne de la rotule et le condyle interne, un épaississement de la synoviale, gros comme un haricot et qui simule un corps étranger. Plus haut, existe un épaississement analogue, mais plus large et plus fondu avec la synoviale. Du côté externe, on a une plaque d'induration de la largeur d'une pièce de 5o centimes.

Les extrémités osseuses ne sont pas douloureuses du tout; on ne trouve de douleur qu'au niveau du premier épaississement synovial interne; la flexion se fait un peu plus qu'à l'angle droit, l'extension se fait à peu près complètement, autant que le permet la subluxation qui est très nette. Les mouvements de latéralité sont si marqués qu'on a un peu l'impression d'une jambe de polichinelle.

Le crâne est déformé par la présence, à la partie antérieure et supérieure de l'os frontal, d'une exostose large comme la paume de la main au centre de laquelle se voit une dépression dont le fond est occupé par une fistule d'où sort un pus jaunâtre et peu épais. En arrière, au niveau de la partie supérieure et droite de l'occipital se trouve une deuxième exostose moins large. Elles ne sont douloureuses ni l'une ni l'autre.

Le malade ne se souvient que d'un léger écoulement urétral qui a cédé rapidement aux balsamiques, à l'âge de dix-sept ans. Il n'a jamais eu d'éruptions, ne s'est jamais plaint de maux de tête.

Rien aux testicules, à la verge; pas de cicatrices sur le corps. Les réflexes sont normaux. Pas d'Argyll-Robertson. Le malade a un enfant de quatorze mois très bien portant.

Je conclus, malgré l'absence d'antécédents, à une tumeur blanche d'origine spécifique et j'allai montrer le malade à M. le professeur Gaucher qui confirma mon diagnostic. On commença tout de suite les piqûres de benzoate de mercure, 2 centigrammes par jour pendant quinze jours, puis deux mois de repos.

Diminution des douleurs spontanées, mais le moindre mouvement les réveille et le malade n'est soulagé que par des massages.

En février 1907, deuxième série de piqûres, puis repos.

En avril, série de trente-deux piqûres, et à la suite, des progrès étonnants se manifestent dans la voie de la guérison.

Le genou, qui jusque-là n'avait pas beaucoup changé comme volume, diminue progressivement; la marche devient facile et l'état général excellent. Avant le traitement, le malade pesait 42 kilogrammes; il en pèse 57 actuellement. Il recommence actuellement (1er octobre 1907) une série de piqûres.

Son état actuel est le suivant :

Le genou présente une configuration presque normale, il est complètement étendu, c'est à peine si, à la saillie plus marquée de la rotule, on se rend compte que le tibia est encore un peu plus en arrière que dans le genou normal.

Le condyle interne est un peu augmenté de volume. La rotule, irrégulière dans son pourtour, est plus large de un bon centimètre que la saine dans toutes ses dimensions. En dedans, on sent un noyau de consistance cartilagineuse, de la largeur d'une pièce de 5o centimes. En dehors, il y a deux noyaux, l'un du volume d'un petit pois, l'autre d'un haricot. Ces noyaux, inclus dans la capsule articulaire, sont cependant relativement mobiles.

En bas et en avant, sous le tendon rotulien et de chaque côté, sont des masses mollasses, donnant tout à fait l'impression de fongosités. Dans le reste de l'articulation on ne trouve pas d'hydarthrose.

La flexion dépasse l'angle droit sans se faire complètement. L'extension est complète. Il n'y a plus le moindre mouvement de latéralité. Le genou est aussi serré, aussi solide que celui du côté sain... Le malade marche, tape du pied, saute sans éprouver la moindre difficulté.

L'exostose frontale n'existe plus.

Observation XXX (résumée)

(Nicolas, Favre et Laurent, Syphilis scrofuloïde cutanée ganglionnaire, ostéo-articulaire, *Province Médicale*, 1910).

L... Joseph, entre à la clinique de l'Antiquaille le 4 décembre 1908 pour des ulcérations cutanées siégeant dans les régions sous-maxillaires et en différents points des membres inférieurs.

Le malade exerce la profession de crieur de journaux. Il est de taille moyenne, un peu amaigri... Il n'aurait pas eu d'autre maladie vénérienne qu'une blennorragie à seize ans. L'interrogatoire est négatif au point de vue antécédents syphilitiques. Ses parents sont bien portants : il a neuf frères ou sœurs dont l'une tuberculeuse est actuellement en traitement à l'hôpital de Grenoble.

L'affection pour laquelle le malade vient à l'hôpital a débuté, il y a deux ans, par une vaste ulcération de la région inguinale droite. Les ulcérations cutanées auraient été précédées de tuméfaction des ganglions inguinaux et de suppuration des masses ganglionnaires. Plus tard, de nouvelles lésions ulcéreuses ont fait leur apparition au niveau des régions sus-hyoïdiennes, antérieure et latérale. Les lésions des membres inférieurs sont les dernières en date.

Actuellement et à notre premier examen, les diverses lésions sont en pleine évolution.

Au niveau du cou, de larges ulcérations s'étendent en fer à cheval, d'un angle à l'autre du maxillaire inférieur. Ces ulcérations ont un fond sanieux, leurs bords sont décollés, mous, bourgeonnants, peu vasculaires. Dans la région sus-hyoïdienne médiane, les téguments présentent un aspect cicatriciel ; leur teinte est brunâtre. Ils sont parcourus de tractus, de bourrelets, qui donnent à la palpation la sensation de cicatrices hypertrophiques, de chéloïdes.

Dans les régions sous-maxillaires, on trouve de petits ganglions durs, roulant sous le doigt. Une ulcération d'aspect identique siège sur la face antérieure du sterno-cleido-mastoïdien gauche.

Au début des accidents, le malade aurait eu des « grosseurs » d'origine probablement ganglionnaire, qui s'abcédèrent. L'écoulement de pus fut abondant et les ulcérations cutanées ont persisté depuis. L'aspect de ces lésions cervicales est, dans tous ses détails, celui de scrofulides ganglionnaires et cutanées.

Au niveau des membres inférieurs, les lésions se présentent

sous des aspects très différents les uns des autres. Sur les téguments de la face dorsale des deux pieds, les lésions affectent un type saillant, verruqueux, mamelonné. Les mamelons sont séparés par des fissures légèrement suintantes.

L'articulation métatarso-phalangienne du gros orteil gauche est le siège d'une tuméfaction notable. La pression est cependant très peu douloureuse, l'arthrite gêne fort peu les mouvements. Sur la face dorsale de l'articulation s'ouvre un pertuis fistuleux, par lequel, au dire du malade, se sont éliminés de petits séquestres osseux.

Les lésions des jambes et surtout des cuisses présentent un aspect différent. Ici, les ulcérations ont un aspect polycyclique et entourent une zone de téguments d'aspect cicatriciel, comme si la lésion, guérissant au centre, restait en activité à la périphérie. Les bords de ces ulcérations sont de consistance ferme, non décollés, recouverts de croûtes épaisses. A côté de ces lésions ulcéreuses, on trouve en divers points des jambes et des cuisses, des cicatrices légèrement pigmentées, surtout à la périphérie. Au niveau de quelques-unes de ces cicatrices, il persiste un certain degré d'infiltration, et si l'on examine ces cicatrices, après application de vaseline et vitropression, on découvre des éléments présentant la teinte marmelade de pommes et ressemblant trait pour trait à des nodules lupiques.

Les ganglions des régions inguinales sont gros, de consistance dure et indolores à la palpation.

L'examen viscéral est négatif, rien aux poumons. Il n'y a ni sucre ni albumine. La température est normale et l'état général est satisfaisant, malgré un léger degré d'amaigrissement.

Le malade a été soumis à un traitement mixte, hydrargyro-iodique intensif et prolongé. La guérison complète des lésions n'a été obtenue qu'après quatre-vingts injections de biiodure de mercure de 4 centigrammes. De plus, on a fait au malade un curettage de la lésion osseuse du pied.

Deux cobayes ont été inoculés avec des fragments des lésions ulcéreuses du malade ; ces deux cobayes ont été ultérieurement sacrifiés et n'ont présenté aucune lésion tuberculeuse. Des cultures, faites en milieu de Sabouraud, ont permis d'éliminer la sporotrichose. Ajoutons que la réaction de Wassermann, pratiquée avec le sang de notre malade, s'est montrée positive, et que l'intra-dermo réaction tuberculinique a été également chez lui tout à fait positive [1].

Cette observation est du plus haut intérêt : tout, à l'examen clinique, semblait devoir faire dire tuberculose ; l'intradermo-réaction était positive. Le seul signe de syphilis était donné par la positivité de la réaction de Wassermann dans le sang. Nous avons vu quelle valeur on peut lui accorder. Beaucoup plus grande était la valeur de l'inoculation.

Dans l'observation suivante, tout, au contraire, orientait vers la syphilis ; mais, malgré l'inoculation négative, la présence de bacilles de Koch décelés dans l'épanchement par M. le Dr Roubier, et l'inefficacité absolue du traitement d'épreuve, semblent bien devoir la faire éliminer.

Observation XXXI (personnelle)

(Recueillie dans le service de M. le Dr Durand).

X..., vingt et un ans, enfant assisté, entre dans le service du Dr Durand, le 10 mars 1914, pour une arthropathie du genou droit. Il vient du service du professeur Rollet où il était en traitement pour une kératite interstitielle.

Ses antécédents héréditaires sont inconnus, le malade est un ancien enfant assisté.

---

[1] Nous apprenons au moment de mettre sous presse que le malade est revenu dans le service de M. le professeur Nicolas, un an après, présentant des lésions articulaires dont l'inoculation a été positive. Il s'agirait alors peut-être là de lésions mixtes.

Personnellement, il a été assez malingre dans son enfance et a dû faire un séjour au bord de la mer pour faiblesse des membres inférieurs.

L'affection du genou a débuté en août dernier par des douleurs, assez vives pour empêcher le malade de travailler, et ne se manifestant pas au repos. Un mois environ après, apparut de la tuméfaction du genou, qui devint rapidement très considérable. Mais, en même temps, tout phénomène douloureux disparut, l'articulation devint absolument indolente, même pendant la marche.

En novembre, apparurent des symptômes du côté des yeux pour lesquels il entra dans le service du professeur Rollet.

Là on fit le diagnostic de kératite interstitielle.

Une réaction de Wassermann faite sur le sérum sanguin fut très nettement positive (Dr Massia).

Un traitement par le néosalvarsan a amené une amélioration des accidents oculaires, mais non des accidents articulaires.

Le malade est envoyé du service du Dr Rollet pour son genou droit.

A l'entrée, on est frappé par l'augmentation considérable de volume du genou qui est globuleux, et donne tous les signes d'une hydarthrose abondante.

Choc rotulien, saillie des culs-de-sac synoviaux.

L'articulation est absolument indolente, on fait exécuter au malade des mouvements extrêmement étendus, sans aucune douleur ; il n'y a absolument pas de limitation des mouvements.

La palpation ne révèle qu'une légère douleur au niveau du point d'insertion inférieure du ligament latéral interne. Il n'y a pas d'augmentation de volume des extrémités articulaires, pas d'épaississement de la synoviale.

Il y a quelques ganglions, petits, mous, sans caractères inflammatoires, sans périadénite dans le triangle de Scarpa, mais il en existe de semblables du côté opposé.

Il n'y a pas de signes de syphilis héréditaire, pas de tibia en lame de sabre, pas de voûte ogivale, pas de déformation des dents.

L'état général du malade paraît bon. L'examen des poumons n'y révèle rien d'anormal.

Il n'y a pas de fièvre.

En présence de tels symptômes, surtout étant donné les lésions de kératite interstitielle, considérées en général comme étant d'origine syphilitique, M. le Dr Durand est aiguillé vers le diagnostic d'arthropathie syphilitique; l'indolence absolue, l'absence d'adénopathie, le bon état général du malade, l'absence de fièvre sont faits pour augmenter ces présomptions.

Une ponction du genou retire un liquide filant, visqueux, contenant de petits grumeaux blanchâtres. L'examen cytologique pratiqué par M. Roubier, médecin des Hôpitaux, montre de nombreux éléments figurés. Ceux-ci sont constitués surtout par des lymphocytes dans la proportion de 90 pour 100 environ; il y a quelques polynucléaires, quelques globules rouges et quelques éléments mononucléés, plus gros que des lymphocytes et rappelant la forme de cellules endothéliales. La réaction de Wassermann (M. le Dr Roubier) est négative sur le liquide.

Le séro-diagnostic tuberculeux sur le liquide est positif au 1/5, au 1/10 et au 1/15. L'examen direct montre des bacilles de Koch (Dr Roubier).

15 mars. — Le malade est mis au traitement hydrargyroiodique: 3 grammes d'iodure de potassium et 2 centigrammes de biiodure de mercure par jour.

1er avril. — L'épanchement articulaire s'est reproduit, le genou n'est toujours pas douloureux. Une ponction retire environ 60 grammes de liquide filant et visqueux, un peu louche, avec quelques grumeaux.

On pratique l'inoculation à un cobaye.

17 avril. — L'épanchement articulaire s'est reproduit, le malade n'accuse aucun soulagement, malgré le traitement spécifique régulièrement suivi et l'immobilité au lit.

20 avril. — Le cobaye inoculé présente des ganglions dans la région inguinale correspondant au point injecté.

2 mai. — Le cobaye est sacrifié. Les ganglions ont disparu, l'animal ne présente pas trace de tuberculose.

Le malade, malgré son traitement spécifique, ne présente au niveau de son genou aucune amélioration.

A l'inverse de la précédente, l'observation suivante montre qu'une arthrite syphilitique peut se développer chez un tuberculeux manifeste, observation du plus haut intérêt, car il pouvait paraître logique, chez un tel malade, d'attribuer tous les accidents qu'il présentait à une même cause :

OBSERVATION XXXII (résumée)

(Sergent, *Bull. de la Soc. Méd. des Hôpit.*, 1905).

*Pseudo-tumeur blanche syphilitique du coude
chez un tuberculeux.*

M... Isidore, journalier, âgé de cinquante et un ans, entre à l'hôpital Boucicaut le 13 octobre 1904, se plaignant de tousser et « d'avoir le coude gauche ankylosé ».

Rien à signaler dans les antécédents héréditaires. Une sœur morte tuberculeuse.

Personnellement, il y a cinq ans, il contracta la syphilis : chancre de la verge suivi d'une éruption de larges syphilides ulcéreuses. N'a suivi qu'un traitement tout à fait insuffisant. Il n'a d'ailleurs pas eu d'autre accident depuis quatre ans.

Il y a trois ans, M... qui a toujours été tousseur, se mit à tousser davantage; il perdit l'appétit et maigrit peu à peu. Il n'a jamais eu d'hémoptysie, mais expectore chaque jour une assez grande abondance de crachats muco-purulents, nummulaires, dans lesquels l'examen décèle la présence de nombreux bacilles de Koch. L'auscultation révèle de l'obscurité et des craquements aux sommets.

En outre, depuis quatre mois, il éprouve une gêne dans les mouvements du coude gauche; d'abord insignifiante, paraissant seulement à l'occasion des mouvements étendus, elle s'accentua progressivement, au point d'accompagner de douleurs assez vives les mouvements, les chocs, les tiraillements; peu à peu, l'extension complète devint impossible, en même temps que l'articulation devenait le siège d'un gonflement évident. M... alla se faire soigner à Tenon sans obtenir le moindre résultat.

Le jour de son entrée à Boucicaut, l'avant-bras est légèrement fléchi sur le bras, l'extension complète est absolument impossible; les mouvements du coude sont très douloureux, mais il n'y a aucune douleur spontanée. L'articulation est déformée, légèrement globuleuse; la saillie de l'olécrane est moins apparente en raison du gonflement des culs-de-sac latéraux de la synoviale; au niveau de ces derniers, on perçoit une rénitence voisine de la fluctuation et donnant la sensation de fongosités profondes; la pression exercée sur les extrémités osseuses, particulièrement sur la pointe de l'olécrane, provoque une vive douleur.

En somme, les caractères de cette arthropathie sont ceux d'une tumeur blanche; comme il n'existe aucune autre localisation articulaire et comme le sujet est indubitablement tuberculeux, on pourrait être tenté d'accepter sans discussion le diagnostic d'ostéo-arthrite tuberculeuse. Cependant, M... est aussi syphilitique; bien plus, il a vu se développer en même temps que le début de son arthropathie, sur la face dorsale du poignet droit, une ulcération non douloureuse, recouverte d'une croûte épaisse, ostréacée; une autre identique s'est développée sur la jambe droite.

On fait au malade un traitement mercuriel consistant en une injection quotidienne de 2 centigrammes de biiodure.

Dix jours après le début du traitement, le malade a engraissé, ses ulcérations sont en voie de cicatrisation; les mouvements du coude sont moins douloureux, la tuméfaction a diminué.

Après la vingtième injection, l'articulation a repris sa forme normale, les mouvements sont libres; seule, persiste encore une légère rougeur, provoquée par une pression forte sur la pointe de l'olécrane.

Après la trentième injection, il n'y a plus trace d'arthropathie; l'expectoration a considérablement diminué, les bacilles ont disparu.

L'observation qui suit nous a semblé intéressante à placer ici, bien qu'elle ait trait à un cas d'arthrite tuberculeuse, parce qu'on y verra nettement, ce que nous ne cessons d'affirmer depuis le début de ce travail, que l'inoculation seule a, dans la question qui nous occupe, une valeur absolue.

Observation XXXIII (personnelle)

(Recueillie dans le service de M. le professeur Nicolas).

B... Antonia, quarante-quatre ans, entre à la clinique du professeur Nicolas le 15 novembre 1913.

Parents morts très âgés. Six frères et sœurs bien portants. Un frère mort de pleurésie en 1912.

Personnellement, bonne santé habituelle jusqu'à il y a trois ans environ, si ce n'est que la malade toussait et s'enrhumait seulement assez facilement.

On ne trouve pas d'antécédents syphilitiques : la malade ne se souvient pas d'avoir eu à un moment donné une éruption cutanée, des maux de gorge, de la chute des cheveux ou des ganglions. Elle a eu cependant une fausse couche de trois mois à vingt-cinq ans. Pas d'autre grossesse.

En février 1911, la malade « prit froid » : elle eut pendant trois semaines des malaises généraux, des frissons, de la faiblesse avec perte de l'appétit, des quintes de toux assez fréquentes. Puis en mai, elle eut une hémoptysie. A ce moment, un médecin lui trouva de la tachycardie, un foie congestionné et gros, quelques lésions indéterminées aux poumons et de l'albuminurie. La malade avait d'ailleurs de l'œdème des jambes et probablement de l'ascite car on parla de ponction. Le Dr Mouisset consulté ordonna un régime achloruré. Sous l'influence de ce régime, la malade, à qui on avait fait un pronostic sombre guérit, à peu près complètement. En cours de traitement cependant, en décembre 1911, elle eut de nouveau un point de côté avec dyspnée et toux et des signes de pneumonie; l'albuminurie à ce moment devint plus abondante. Néanmoins, lorsque les phénomènes pulmonaires aigus eurent cessé, l'albuminurie diminua peu à peu pour disparaître complètement; l'œdème des jambes disparut également et la malade put reprendre toutes ses occupations.

En novembre 1912 apparut, dans la région angulo-maxillaire droite, une petite « grosseur » qui évolua comme un abcès avec quelques douleurs et qui fut ouverte par un médecin; la plaie consécutive ne guérit pas et est encore actuellement en évolution.

Vers mars 1913, la malade ressentit quelques douleurs dans la cuisse droite; elle s'aperçut bientôt qu'il s'y développait une tuméfaction profonde, dure. Puis le genou augmenta de volume, devint raide; les mouvements devinrent limités, tout cela sans grandes douleurs. Puis en juin 1913 apparut, à son niveau, de la rougeur de la peau qui bientôt s'ulcéra; il sortit du pus rosé ou rougeâtre et depuis, il s'est écoulé par cet orifice des quantités considérables de liquide séreux (plusieurs litres, au dire de la malade). Dans la suite, se formèrent et s'ouvrirent successivement plusieurs abcès cutanés semblables au précédent au niveau du poignet gauche, de la région sous-maxillaire gauche et de la cheville gauche. En même temps, au niveau du coude gauche, se développa un abcès plus profond, accompagné de douleur et de limitation des mouvements; cet abcès s'est ouvert et donne encore.

Enfin, elle dit ressentir actuellement quelques douleurs avec craquements au niveau de la cheville et du coude droits, phénomènes précurseurs, dit-elle, de symptômes semblables à ceux signalés plus haut.

En général, il s'écoule de six à huit mois entre le moment de formation des abcès et leur ouverture.

A l'examen, l'aspect de la malade est celui d'une femme robuste dont l'état général ne semble absolument pas touché. Sur toute la surface du corps se trouvent disséminées un certain nombre d'ulcérations, les unes taillées à pic, ayant l'aspect typique des gommes ulcérées, à fond plus ou moins bourgeonnant, d'autres étant plutôt planes et bourgeonnantes, d'autres enfin n'étant que la terminaison à la peau de fistules profondes. Toutes se sont développées à la suite de nodules, cutanés ou profonds, qui au bout d'un certain temps se sont ouverts spontanément ; elles n'ont de tendance à guérir qu'extrêmement lentement.

L'examen du genou droit révèle : tout d'abord une grosse tuméfaction qui le rend globuleux et fait disparaître tous les reliefs et méplats. La peau qui le recouvre est de coloration normale, sans réseau veineux bien visible ; au palper, une sensation d'empâtement diffus périarticulaire, un peu dur, englobant même la rotule qui est assez difficile à isoler, mais paraît cependant encore mobile ; les culs-de-sac de l'articulation ne sont pas perçus. Il y a une ankylose complète en extension. Cet empâtement diffus et dur qui entoure tout le genou se prolonge en haut le long du tiers inférieur du fémur. Enfin, à la partie supéro-externe de l'articulation, est une fistule profonde dont on fait sourdre un liquide séro-sanguinolent. Il n'y a pas d'atrophie des muscles de la cuisse ; il n'y a pas de ganglions dans l'aine.

Au niveau du coude gauche, on remarque des symptômes analogues. Toute la région est empâtée, sans grande rougeur ; cet empâtement, assez dur, cache les reliefs osseux. A la partie postéro-interne de l'articulation, se trouve une ulcération dote les bords sont taillés à pic, non décollés et au fond de laquelln s'ouvre une fistule profonde ; la pression fait sourdre par cette fistule du pus crémeux, jaunâtre, strié de sang. Les mouvements de l'articulation sont très limités, mais indolores.

Le coude et la cheville droits sont légèrement douloureux dans les mouvements, mais l'examen n'y révèle rien d'anormal.

En aucun point du corps, pas plus aux aines qu'aux aisselles ou au niveau du cou, il n'existe d'hypertrophie ganglionnaire, et la malade affirme qu'il n'en a jamais existé.

L'examen des poumons révèle dans toute l'étendue du poumon droit en avant et en arrière, de la submatité et de l'obscurité respiratoire, sans aucun râle. Il n'y a rien à gauche.

Il n'y a pas de fièvre.

Examens de laboratoire :

Réaction de Wassermann positive.

Réaction d'agglutination à la sporotrichose négative.

Séro-diagnostic tuberculeux : agglutination + 5 — 10.

Culture du pus sur Sabouraud : négative.

Inoculation du pus de l'abcès du coude à un cobaye : trois semaines après, le cobaye présente des ganglions inguinaux et lombaires. Ces ganglions présentent à la coupe quelques points purulents, mais pas de caséification en masse. Les frottis de ce pus ganglionnaire révèlent la présence de bacilles de Koch.

Entre temps, il a été donné à la malade de l'iodure de potassium qui est resté sans effet. Il a été fait ensuite trois injections de néosalvarsan de o gr. 3o, 0,45 et 0,6o sans résultat.

On conçoit notre embarras en face de cette malade, avant les résultats de l'inoculation.

En faveur de la syphilis, nous avions l'allure des arthropathies, dont la symptomatologie rappelait absolument les descriptions que nous avons faites plus haut, l'absence d'adénopathie et la positivité de la réaction de Wassermann.

En faveur d'une mycose, nous avions la multiplicité des lésions, leur lenteur d'évolution, l'absence d'adénopathie.

Enfin, rien ne plaidait en faveur de la tuberculose : les lésions étaient trop multiples, surtout étant donné un état général excellent, il n'y avait pas de fièvre, pas trace d'adénopathie, le sérodiagnostic tuberculeux était très faiblement positif.

Sans l'inoculation, nous aurions été incapable de formuler un diagnostic.

Observation XXXIV (résumée)

(P. Courmont et J. Froment, septicémie et méningite cérébro-spinale à méningocoque chez un syphilitique héréditaire à lésions articulaires et viscérales, *Lyon Médical*, 1912).

M. P.., vingt et un ans, est envoyé le 11 juillet 1912 dans le service de M. Paul Courmont avec le diagnostic de méningite.

Le malade a eu une excellente santé jusqu'à l'âge de cinq ans. A cette époque, il présenta une affection du genou qualifiée tumeur blanche et on lui fit une résection articulaire à la Charité. Mais le malade a gardé depuis une fistule qui ne s'est jamais tarie et pour laquelle il vient depuis trois ans se faire panser à l'hôpital de la Croix-Rousse. Le diagnostic de tumeur blanche n'a jamais été mis en doute par aucun des trois chirurgiens éminents qui ont été appelés à l'examiner.

A part cette affection articulaire, le malade n'a jamais présenté d'autre manifestation d'allure tuberculeuse. Il ne tousse pas. On note cependant à l'auscultation du sommet droit de la matité et l'existence d'une bouffée de râles secs et fins que l'on perçoit après la toux à la partie interne de la fosse sous-épineuse.

Le 8 juillet, apparaît une éruption érythémateuse généralisée.

Le 10 juillet, apparaît une céphalée d'emblée très intense, avec vomissements. Il entre à l'hôpital.

A l'entrée : température oscillant entre 38°2 et 37°5. Pouls : 100. La tête est en légère extension, la rigidité de la nuque est très accusée. On ne constate ni Kernig, ni photophobie, ni hyperesthésie, ni modification pupillaire, ni raie méningée. Le malade est constipé depuis trois jours, l'abdomen est plat, mais souple. Les vomissements sont rares. Eruption polymorphe sur tout le corps.

Le genou gauche a l'aspect d'une ancienne tumeur blanche, opérée et ankylosée; il ne présente pas de fongosités; sur la face externe, fistule à bords violacés. Atrophie musculaire très marquée de cette cuisse.

12 juillet. — La ponction lombaire permet de retirer 20 centimètres cubes d'un liquide très purulent, grisâtre, sous très forte tension.

Culture du liquide et du sang : méningocoque.

Traitement : injection de sérum antiméningococcique dans le canal rachidien.

18 juillet. — Après une période d'amélioration, le malade meurt brusquement.

Autopsie. — Poumons : en plus des adhérences pleurales qui occupent les deux bases, on constate la présence de granulations blanches et dures se détachant sur du tissu fibreux et anthracosique au sommet droit, et la présence de deux masses caséeuses, qui ont chacune le volume d'une noisette, dans le lobe inférieur du poumon gauche.

Rein gauche très volumineux; il pèse 365 grammes. Sur la coupe, la substance corticale est, par places, complètement décolorée et de teinte gris jaunâtre; elle est de dimensions normales.

Rate très volumineuse, pèse 450 grammes. Elle présente des lésions très marquées de périsplénite, sous forme d'une épaisse couche de magmas caséeux, ne mesurant pas moins de 4 millimètres d'épaisseur. Sur la coupe, volumineux magmas caséeux, de forme triangulaire, à base périphérique, occupant, l'un la région médiane, l'autre le pôle de la rate.

Foie volumineux. Périhépatite intense. Aspect lobé, mais non ficelé. Sur les coupes, aspect muscade, nombreux magmas caséeux du volume d'une noix.

Genou. — Ankylose fibreuse; aucune fongosité, aucun séquestre expliquant la persistance de la fistule notée pendant la vie. Les tissus entourant l'articulation sont d'aspect grisâtre, de consistance lardacée.

Système nerveux. — Exsudats jaunâtres à la surface du cerveau et de la moelle.

Examen bactériologique. — Inoculations aux cobayes du liquide céphalo-rachidien, des noyaux blancs du foie et du rein prélevés à l'autopsie, n'ont donné aucune lésion tuberculeuse.

Examens histologiques (MM. Savy et Favre) :

Foie. — L'aspect du noyau nécrosé, bien limité, arrondi, entouré d'une zone de tissu fibreux qui l'encapsule nettement, sans follicule, ni cellule géante, correspond à l'aspect d'une gomme syphilitique beaucoup plus qu'à celui d'un tubercule.

Rein. — Quelques lésions de néphrite récente et légère.

Poumon (fragment prélevé au niveau du sommet droit, dont les lésions rappelaient, à s'y méprendre, des lésions de bacillose fibreuse cicatricielle). On trouve une gomme typique, des dilatations bronchiques et des néo-cavités alvéolaires.

Peau (fragment prélevé au niveau même de la fistule cutanée du genou). Lésions de syphilis tertiaire.

Les auteurs ajoutent : « S'il était encore nécessaire, à l'heure actuelle, de démontrer que la clinique ne peut pas se passer de ces examens de laboratoire que d'aucuns jugent superflus, cette observation, à défaut de tout autre argument, suffirait à le démontrer de façon irréfutable. »

OBSERVATION XXXV (résumée)

(Nicolas et Moutot, Nouveau cas de vaste ulcération gommeuse hérédo-syphilitique du genou, *Société des Sciences médicales de Lyon*, 1906).

P... Marie, dix-neuf ans, entre à la clinique le 4 novembre 1905. Ses antécédents héréditaires et personnels, scrupuleusement fouillés, ne permettent de retrouver aucune trace de syphilis héréditaire ou acquise. Pas d'hérédité tuberculeuse.

Elle a eu une excellente santé jusqu'à l'âge de quatorze ans; à cette époque, s'est fait, sans douleur, le début d'une tuméfaction du genou gauche, qui a progressé pendant un an, s'accompagnant d'une limitation progressive des mouvements. A l'occasion de douleurs et d'un peu de flexion de la jambe, la malade

entra à l'Hôtel-Dieu, dans le service de M. Vallas. On aurait
constaté à ce moment de l'adénite inguinale gauche. Par l'immobilisation, les badigeonnages de teinture d'iode, un séjour à
la campagne, il y aurait eu une guérison complète, et pendant
un an, la malade reprit sa vie normale.

Le 5 février 1903, elle est hospitalisée à nouveau dans le service de M. Vallas, pour une large fistule à la face interne du
genou gauche.

Le 7 février, M. Vallas pratique une résection du genou. Au
bout de cinq mois, la guérison opératoire était complète : tout
était fermé, la jambe était consolidée en extension.

En octobre 1903, se développe, à la partie externe du genou
gauche, un abcès. On fait dans le sens transversal deux points
d'ouverture, distants d'environ 5 centimètres, et on passe un
drain. C'est là l'origine de l'ulcération qu'a présentée la malade.
Un mois et demi après le drainage, il existait un trajet ulcéreux
long de 5 à 6 centimètres et large d'un travers de doigt... L'ulcération fut diagnostiquée tuberculeuse... Les traitements furent
très variés : nitrate d'argent, baume du Pérou, acide picrique,
teinture d'iode, emplâtre de Vigo, curettage, etc. Sous l'influence
de chacun d'eux, il y avait amélioration, mais jamais guérison.
Il faut mentionner aussi que, songeant à la nature syphilitique
de la lésion, une fois par M. Vallas, une fois par l'un de ses
suppléants, il fut institué un traitement ioduré : 1 gramme par
jour. Comme il semblait n'avoir aucun succès, il fut supprimé
dans les deux cas au bout de peu de jours.

4 novembre 1905. — A son entrée, la malade présente une
vaste ulcération de la face externe du genou gauche... Pas d'adénite inguinale. Pas de signes de syphilis héréditaire. Bon état
général. Rien aux poumons.

On commence un traitement : injections de 0 gr. 02 par jour
de biiodure, iodure de potassium, 4 grammes.

2 mai 1906. — Grâce au traitement mixte, la malade est
guérie.

Ces deux dernières observations sur lesquelles nous

terminons notre étude, sont évidemment sujettes à discussion. Rien ne prouve, en effet, que les affections articulaires qui nécessitèrent une résection, furent des arthrites syphilitiques et non des arthrites tuberculeuses.

Il n'en est pas moins vrai qu'il est troublant de ne trouver, chez le malade de Courmont et Froment, aucune lésion tuberculeuse si minime soit-elle; il est curieux également, chez le malade de Nicolas et Moutot, de voir se développer dans la région d'un genou tuberculeux une fistule d'origine syphilitique.

On ne peut pas ne pas se demander, en face de tels cas, si les erreurs de diagnostic ne sont pas beaucoup plus fréquentes qu'on ne croit et si, parmi les tuberculeux qui demandent à l'huile de foie de morue et au grand air une amélioration de leur état, il n'en est pas beaucoup qui bénéficieraient plus de quelques injections mercurielles ou arsénicales.

CHAPITRE IV

FORMES HYBRIDES

Cette question des formes hybrides, à la fois syphilitiques et tuberculeuses, de certaines arthropathies vient d'être remise récemment à l'ordre du jour par un auteur russe, Weliaminoff, dont les idées ont été résumées dans la thèse de Gouariantz.

L'auteur russe semble ne pas admettre l'existence d'arthrites syphilitiques pures et étudie successivement des hybridités de goutte, de blennorragie, de tuberculose, etc.

Nous n'avons pas l'intention ici de reprendre la question tout entière. Un seul point nous retiendra, c'est l'association de la syphilis avec la tuberculose.

Une première question se pose d'abord : qu'entend-on par hybridité ? Avec Gouariantz, nous pensons qu'il faut étendre largement le sens de ce terme et distinguer l'hybridité de terrain et l'hybridité de lésions.

1° *L'hybridité de terrain* ne fait aucun doute ; elle correspond au scrofulate de vérole de Ricord.

Un tuberculeux, contractant la syphilis, peut faire une arthrite syphilitique ; un syphilitique, qui est en même temps tuberculeux, peut faire une tumeur blanche tuberculeuse.

Dans le premier cas, le malade fait une arthropathie présentant les caractères que nous avons étudiés plus haut ; c'est-à-dire que, ou bien elle revêt la forme typique, elle est alors de diagnostic assez facile, ou bien elle prend tout à fait les caractères de la tumeur blanche tuberculeuse ; on conçoit dans ce cas que le diagnostic puisse être complètement erroné. L'inoculation négative et l'influence heureuse du traitement seules peuvent résoudre le problème. Au point de vue clinique en tout cas, ce fait que le sujet est tuberculeux ne saurait en rien avoir une influence quelconque sur l'aspect et l'évolution de l'arthropathie ; celle-ci guérit complètement par un traitement spécifique.

Le cas inverse peut se voir : on peut observer une arthrite tuberculeuse chez un syphilitique.

Il est certain que la syphilis, agissant sur le terrain qu'elle affaiblit, favorise le développement et l'extension des lésions tuberculeuses ; mais aussi un traitement spécifique, en améliorant le terrain, améliore du même coup l'état local, ce qui, à notre avis, ne doit en aucune façon faire admettre une association de lésions.

2° *L'association de lésions* existe-t-elle ? Weliaminoff le croit. Malheureusement, les observations de cet auteur ne sont guère convaincantes. Sur les trois que reproduit Gouariantz, nous n'en retiendrons que deux, non pas qu'elles aient une certaine valeur au point de vue des idées soutenues par Weliaminoff, nous estimons qu'elles n'en ont aucune ; mais elles sont, à notre avis, deux beaux exemples d'arthropathie syphilitique ; l'une d'elles même rapporte un examen macroscopique et microscopique des lésions qui n'est pas sans intérêt.

OBSERVATION XXXVI

(Weliaminoff, Syphilis articulaire, *in* thèse de Gouariantz).

F. B..., vingt-sept ans, célibataire, entre à la clinique le 17 octobre 1909, pour des douleurs et de la tuméfaction du genou gauche, l'empêchant de marcher et de travailler.

Misère physiologique. Alcoolisme modéré.

Son père est mort jeune, il y a treize ans, d'un refroidissement. Sa mère est morte, à cinquante ans, d'affection inconnue.

Quelques frères et sœurs sont morts en bas âge. Deux sont vivants et bien portants.

Personnellement, il jouit en général d'une bonne santé. N'aurait pas eu de maladies vénériennes.

Au printemps 1908, sensation de douleurs dans le genou gauche, peu appréciables au début, s'accentuant petit à petit. Le malade continue à travailler jusqu'à janvier 1909, c'est-à-dire pendant neuf ou dix mois, après le début de la maladie.

Actuellement, il vient parce qu'il ne peut plus travailler.

Les douleurs sont continuelles, s'exaspérant après une marche prolongée, ne disparaissant pas par le repos. Les mouvements d'extension du genou sont très limités.

3 mars 1909. — Le genou gauche est considérablement augmenté de volume; la tuméfaction est irrégulière, les culs-de-sac synoviaux font saillie; la peau est blanche, la température locale élevée. L'augmentation de volume du genou est due à l'épaississement de la capsule et à l'hyperostose de l'extrémité inférieure du fémur; pas de fluctuation, pas d'exsudats; rotule peu mobile; au niveau du cul-de-sac synovial sus-rotulien et au niveau de l'extrémité inférieure de la rotule, sensation de tuméfaction de consistance élastique. La pression détermine de vives douleurs au niveau du condyle interne du fémur et du plateau tibial. Genou en flexion sous un angle de 165 degrés. Atrophie musculaire de la cuisse et de la jambe.

Le malade se plaint constamment de douleurs exaspérantes ; il est incapable de marcher sans béquilles.

Radiographie : pas de modifications osseuses appréciables.

Cuti-réaction et ophtalmo-réaction positives.

Diagnostic conditionnel. — Syphilis héréditaire tardive ; *forme mixte.* Traitement d'épreuve : iodure de potassium, 2 grammes par jour.

En présence de l'amélioration manifeste, on augmente les doses jusqu'à 10 grammes par jour ; aucun phénomène d'iodisme ; du 21 mars au 14 avril, le malade a pris en tout 175 grammes d'iodure de potassium.

15 avril. — Le malade sort, après vingt-quatre jours de traitement ; il marche plus librement, boite à peine, la tuméfaction a diminué ; la flexion se fait jusqu'à 95 degrés au lieu de 105. Le poids a augmenté.

17 octobre 1909 (c'est-à-dire six mois après) — Le malade rentre à l'hôpital pour douleurs et augmentation de volume du même genou.

Il avait repris son travail de débardeur sans peine, ne souffrant pas. Puis, petit à petit, les douleurs sont réapparues en même temps que le genou augmentait de volume de nouveau. Tout travail est actuellement impossible.

L'état général est le même qu'au printemps dernier. Amaigrissement de 4 kilogrammes. L'état du genou semble le même qu'au premier séjour. Mais les troubles fonctionnels sont beaucoup plus accentués ; le malade est incapable de se tenir debout. La radiographie ne montre pas de modifications osseuses, si ce n'est un peu d'épaississement des épiphyses.

Réaction de Wassermann positive.

Diagnostic. — Tumeur blanche sur un terrain hérédo-syphilitique.

22 octobre. — Arthrotomie sous chloroforme, écoulement d'une petite quantité d'exsudat séro-sanguinolent ; synoviale très épaissie (5o millimètres) grise, polie, pas de masses fongueuses ; dans l'articulation, au niveau du condyle interne du fémur, masse considérable de matières fibrineuses ; usure du

cartilage sur les bords des deux condyles, recouverts de tissu conjonctif frais d'épaisseur de 25 millimètres par endroits. Sous cette cicatrice, l'os est très sclérosé par places, alvéolaire à d'autres endroits, pas de carie. Le cartilage restant paraît opaque avec reflets jaunâtres ; même modification du cartilage rotulien (aspect typique d'ostéo-chondrite syphilitique). Excision de la synoviale aux ciseaux, raclage des alvéoles osseux ramollis, deux tampons, suture. Jusqu'à présent, suites opératoires normales.

Examen microscopique. — Dans la synoviale et les villosités, tubercules typiques avec cellules géantes entourées de cellules épithélioïdes et infiltration inflammatoire ; dans l'épaisseur de la synoviale et des villosités quelques petits amas de cellules embryonnaires tout à fait semblables aux gommes miliaires ; dans certains endroits, altération typique des vaisseaux (artérite syphilitique ?) dont quelques-uns sont complètement oblitérés. Pas de bacilles de Koch dans les tissus enlevés.

A la lecture de cette observation, on cherche en vain sur quoi peut bien s'appuyer l'auteur pour penser à la tuberculose ; il n'y a rien dans les antécédents héréditaires ou personnels du malade qui puisse orienter de ce côté ; au contraire, la première atteinte articulaire guérit parfaitement bien par un traitement spécifique. Pourquoi, à la seconde, l'auteur n'essaye-t-il pas de nouveau un traitement d'épreuve ? Il n'en donne pas les raisons ; il fait le diagnostic de tumeur blanche tuberculeuse, il fait une résection ; l'examen histologique montre des formations tuberculoïdes, ce qui est loin d'éclairer le problème. L'inoculation au cobaye n'est pas pratiquée ; elle seule cependant aurait pu fournir une preuve des théories de l'auteur, si elle avait été positive, ce dont nous doutons d'ailleurs fortement.

L'observation qui suit n'est pas plus probante, faute encore et de preuves cliniques et de preuves bactériologiques. Nous ne la rapportons que parce qu'elle nous semble reproduire le tableau de la pseudo-tumeur blanche dont le diagnostic avec la vraie tumeur blanche offre tant de difficultés.

Observation XXXVII (résumée)

(Weliaminoff, Syphilis articulaire, *in* thèse de Gouariantz).

M. P..., étudiant, vingt-quatre ans, entre à la clinique, le 26 septembre 1909, pour tuméfaction et douleurs dans la tibiotarsienne gauche.

Fils unique ; sa mère est morte à vingt-deux ans de tuberculose. Son père a cinquante-deux ans, nie la syphilis.

Personnellement, il fume et boit modérément. Est marié depuis neuf mois ; sa femme, bien portante, est enceinte de huit mois.

A l'âge de huit ans, le malade, à plusieurs reprises, souffrit de douleurs dans l'épaule et la jambe gauches, qui disparurent par des massages. Il y a trois ans, adénite cervicale suppurée.

Il y a un an, dans la moitié supérieure de la diaphyse humérale gauche, sont apparues brusquement des douleurs très vives, avec œdème et rougeurs de la peau, pour lesquelles on lui fit douze piqûres ; il fut malade trois mois et guérit.

En juillet 1909, le malade se met à souffrir, dans le tiers inférieur de la jambe, de douleurs très vives et surtout nocturnes. Celles-ci ont augmenté depuis, furent traitées par l'iodure sans résultat. Le Wassermann à ce moment aurait été négatif.

A l'examen, malade de taille moyenne, présentant l'habitus du tuberculeux ; le thorax est étroit, mal développé ; on note des ganglions inguinaux et cervicaux gros et douloureux ; l'auscultation des poumons ne revèle qu'un peu d'expiration prolongée au sommet gauche. Le malade se plaint de sueurs nocturnes.

Il n'y a rien au cœur, rien au système nerveux. Légère albuminurie.

La tibio-tarsienne gauche est augmentée de volume (4 centimètres de différence dans la circonférence passant au niveau des malléoles). Cette tuméfaction est due, semble-t-il, à un épaississement de l'extrémité inférieure du tibia et à de l'infiltration périarticulaire. La peau est rouge, pâteuse en certains endroits. fluctuation peu nette par places. La circonférence de l'extrémité inférieure de la jambe passant au-dessus de l'articulation mesure 3 centimètres de plus à gauche qu'à droite. Les muscles de la jambe sont atrophiés. Il existe une chaîne ganglionnaire douloureuse dans le pli de l'aine.

A la radiographie, on voit quelques petits alvéoles dans l'extrémité articulaire inférieure du tibia.

Diagnostic. — Arthrite tuberculeuse de la tibio-tarsienne.

Terrain : syphilis héréditaire.

Traitement. — Repos au lit.

Au bout de cinq jours, on constate que l'œdème et la rougeur ont diminué.

Les jours suivants, il y a des alternatives de diminution et d'augmentation de la tuméfaction.

14 octobre. — Réactions de Pirket et Calmette nettement positives.

16 octobre. — On prescrit des frictions mercurielles (4 grammes par jour).

23 octobre. — La tuméfaction a diminué de 5 centimètres en circonférence ; il y a moins de rougeur ; les douleurs ont disparu, l'appétit est revenu.

Le Wassermann est trouvé positif.

Il est certain que là encore la tuberculose est bien douteuse ; on conçoit mal une arthrite tuberculeuse améliorée si nettement et en dix jours par le repos et le traitement mercuriel.

Quant à la troisième observation citée par Gouariantz nous nous dispensons de la reproduire ; c'est, celle-là, une observation de tumeur blanche certaine ; l'auteur se base pour affirmer la coexistence de la syphilis sur l'amélioration rapide de l'arthrite par l'iodure de potassium. En réalité, le malade qui, jusqu'au jour où il était entré à l'hôpital, avait fait un travail très pénible, avait été mis au repos en même temps qu'à l'iodure. C'est dans les six premiers jours de ce traitement que l'amélioration s'est fait sentir. Est-ce bien l'iodure qui a agi ? n'est-ce pas plutôt le repos ? Le mieux, en tout cas, n'a été que passager et l'arthrite, malgré un traitement mercuriel prolongé, a continué dans la suite à évoluer en tumeur blanche tuberculeuse typique.

Rien donc dans les observations de Weliaminoff n'entraîne la conviction. Nous n'avons pas d'ailleurs, dans nos recherches, trouvé une seule observation qui puisse être interprétée comme ayant trait à une arthrite mixte.

Nous croyons donc que la conception de Weliaminoff est fausse au point de vue de l'hybridité des lésions, ou, du moins, elle n'est pas étayée par les observations qu'il rapporte.

CHAPITRE V

ARTHROPATHIES DÉFORMANTES

Nous abordons là la forme certainement la plus mal connue des arthropathies syphilitiques, mal connue parce qu'il existe peu de vérifications et qu'on discute par conséquent sur leur mécanisme de production, mal connue aussi parce que, jusqu'à l'heure actuelle, elles ont peu attiré l'attention.

Les auteurs classiques, avec Fournier, Méricamp, Dumesnil, Danjou et Fouquet décrivent une forme d'arthropathies déformantes assez typiques. Celle-ci, d'après ces auteurs, ne se rencontre que dans la syphilis héréditaire et surtout dans le jeune âge ; elle affectionne plutôt les grosses articulations, telles que le coude et le genou ; le début passe inaperçu, date du tout jeune âge et ne semble à aucun moment avoir spécialement attiré l'attention par une douleur quelconque. La caractéristique de ces arthropathies est la déformation de l'articulation. Celle-ci est due à un travail d'hyperostose de l'épiphyse, non plus en masse comme dans les formes décrites plus haut, mais par places, sous forme d'ostéophytes. Ces ostéophytes, poussant sans ordre, amènent des déformations très variées ; il en résulte de la difficulté et de la limitation des mouvements, des attitudes vicieuses.

La palpation révèle des saillies anormales des épiphyses; la mobilisation s'accompagne de craquements; l'indolence est absolue. Enfin, très fréquemment, on observe un arrêt de développement du membre atteint, avec atrophie musculaire.

Telle est la description de l'arthropathie déformante syphilitique, telle qu'on peut la trouver dans Méricamp, Fournier, et même dans des travaux plus récents, tels que la thèse de Fouquet. Les deux observations suivantes de Fournier sont intéressantes à ce sujet :

OBSERVATION XXXVIII (résumée)

(E. Fournier, *Société de Dermatologie et de Syphiligraphie*, 1901).

J'ai l'honneur de présenter à la Société cette jeune fille de seize ans, qui offre un type d'arthropathies et de déformations classiques du rhumatisme chronique déformant. On peut constater :

1° Les déformations accusées des mains, dont les doigts sont tordus en lignes brisées, se rapprochant du type de flexion de Charcot ;

2° L'atrophie musculaire qui accompagne les arthropathies et font de la malade une impotente ;

3° La déformation des orteils; le gros orteil de chaque pied est rejeté complètement en dehors ; il est dirigé transversalement et oblige les autres à chevaucher sur lui ;

4° La déformation et la tuméfaction de plusieurs grandes articulations, notamment du poignet et du genou.

Les autres articulations semblent encore indemnes, mais la malade en souffre fréquemment ; elle souffre actuellement de douleurs assez vives des épaules, et cela est d'un pronostic fâcheux pour leur intégrité future.

L'affection a débuté vers l'âge de neuf ans. Dès cette époque, et depuis lors d'une façon presque permanente, la malade a souffert au niveau des genoux, des épaules et des mains.

Contrairement à ce qui existe souvent, je n'ai pu trouver dans les antécédents, ni parmi les collatéraux de cette malade, notion d'affection similaire.

Le père et la mère sont morts à soixante-quinze et quarante-huit ans. La malade a eu onze frères et sœurs ; deux vivent encore et sont bien portants. Les autres sont morts en bas âge.

La malade, elle-même, est une dystrophiée, une dégénérée. Âgée de seize ans, elle est restée une infantile. Elle n'est pas réglée ; elle est peu développée cérébralement.

En outre, elle présente sur différents points du corps quelques cicatrices d'origine indéterminée, datant de la première enfance, une carie des grosses molaires, des stigmates ophtalmoscopiques rudimentaires très suspects de syphilis et, enfin, à la jambe droite, la cicatrice d'une lésion qui a évolué dernièrement sous nos yeux, et qui était un type parachevé de gomme syphilitique, et qui a rapidement guéri sous l'influence d'un traitement ioduré.

Observation XXXIX (résumée)

(Fournier, Société de Dermatologie et de Syphiligraphie).

Juliette T..., vingt quatre ans, venait à l'hôpital chercher un soulagement aux douleurs articulaires excessives dont elle souffrait.

Je vous présente aujourd'hui les photographies de cette malade. La main est un type parachevé de rhumatisme chronique déformant en type de flexion. Sur une autre photographie vous pouvez voir les déformations accusées des genoux. Presque toutes les articulations étaient intéressées chez cette malade.

L'affection, qui avait débuté à quatorze ans et qui avait obligé la malade à rester au lit durant quatre années, avait suivi la marche régulière du rhumatisme chronique déformant : début par les petites articulations, puis envahissement progressif et centripète intéressant successivement les articulations des poignets, des coudes, des cous-de-pied, des genoux, puis, en dernier lieu, des épaules et de la hanche.

La malade présente des dystrophies dentaires. Sa sœur est soignée depuis plusieurs années pour des accidents d'hérédo-syphilis. Deux autres frères ou sœurs nettement hérédo-syphilitiques.

Tous ces auteurs font, des arthropathies déformantes, l'apanage de la syphilis héréditaire; on peut se demander s'il n'existe rien de semblable dans la syphilis acquise. Anatomiquement, cette forme est caractérisée par une déformation extraordinaire de l'épiphyse sur laquelle poussent, pour ainsi dire, des végétations ostéophytiques qui bourgeonnent à l'aventure avec toutes les bizarreries possibles et qui sont, les unes périarticulaires, les autres intraarticulaires ; il en résulte des lésions cartilagineuses, surtout érosives.

Or, ces lésions rappellent absolument celles que l'on décrit dans le rhumatisme déformant. On sait que la pathogénie de ce dernier n'est pas univoque. A côté de la tuberculose, admise actuellement par tous depuis les travaux de Poncet, se placent toutes les infections ; il est probable que la syphilis doit en faire partie et que, à côté de ces arthropathies de la syphilis héréditaire, il doit exister des rhumatismes déformants dans la syphilis acquise. Malheureusement les preuves manquent souvent et le traitement spécifique qui, dans ces cas, pourrait seul démontrer la nature de l'affection, doit rester sans effet.

Cependant, en parcourant la littérature médicale, on peut voir que, déjà, la syphilis a été incriminée, sinon dans des formes de rhumatisme déformant, du moins dans des cas qui semblent s'en rapprocher beaucoup. C'est le fait, par exemple, des ostéo-arthropathies hypertrophiantes pneumiques. Celles-ci ont été l'objet d'une étude intéressante de Chrétien, dans la *Revue de Médecine*, de 1893. Cet auteur rapporte plusieurs observations ; l'une, de Schmidt, est celle d'un malade qui, ayant contracté la syphilis vers l'âge de vingt-cinq ans, présentait des ostéo-arthropathies hypertrophiantes pneumiques sans accidents pulmonaires et qui guérirent sous l'influence de l'iodure de potassium. Une autre, de Smirnoff, a trait à un enfant atteint de syphilis héréditaire qui, à neuf ans, en même temps qu'une gomme du voile du palais, avait une forme semblable d'arthropathie, toujours sans lésions pulmonaires ; celle-ci ne guérit pas par le traitement. Enfin, une observation de Chrétien lui-même concerne un syphilitique héréditaire avec voûte ogivale, nez en lorgnette, foie syphilitique constaté à l'autopsie, qui présentait des ostéo-arthropathies des doigts. Il est bon d'ajouter que le malade avait des lésions de dilatations bronchiques qui rendent cette observation moins probante.

Enfin, récemment, est parue une nouvelle conception des arthropathies tabétiques qui peut-être pourrait les faire entrer dans ce groupe des arthropathies déformantes.

Contre l'opinion classique qui veut qu'une ostéo-arthropathie survenant chez un tabétique soit l'expression d'un trouble trophique, Barré, avec Babinski, émet quelques doutes sur la valeur de cette conception.

Se basant sur ce fait qu'il existe souvent de la dou-

leur, que les troubles de la sensibilité font souvent
défaut, que l'arthropathie s'accompagne quelquefois
de craquements, indices de lésions cartilagineuses, il
pense à la nature syphilitique des lésions; il s'appuie
d'ailleurs sur l'existence de nombreux cas d'arthropathies à type tabétique sans aucun signe de tabes;
quand le tabes coexiste, l'arthropathie présente quelques symptômes surajoutés, parmi lesquels la laxité
articulaire, fonction de l'hypotonie musculaire. S'ap-
puyant sur des examens anatomiques, il explique ces
arthropathies, non plus par des troubles trophiques
d'origine nerveuse, mais par des troubles vasculaires
d'origine syphilitique.

Ce n'est pas d'ailleurs le premier auteur qui ait émis
de semblables hypothèses. La même année, Maignon,
reprenant la question pathogénique des arthropathies
tabétiques, rappelle les théories infectieuses émises à
ce sujet. Strümpell voyait dans l'arthropathie tabétique
une simple arthrite syphilitique; Auclert, en 1908,
publiait un cas d'arthropathie à type tabétique, qui fut
guérie par le traitement spécifique. Nous avons trop
peu de documents pour avoir nous-même une opinion
sur la question. Nous dirons simplement que cette
théorie de Barré est séduisante et pourrait expliquer
évidemment un grand nombre d'arthropathies déformantes du type tabétique sans signe de tabes.

Il nous semble assez logique de réunir dans un même
groupe les arthropathies déformantes de la syphilis héréditaire décrites par les classiques, les ostéo-arthropathies hypertrophiantes pneumiques, et les arthropathies
tabétiques. Dans ces trois formes, l'aspect anatomique

est assez voisin pour motiver cette conception ; dans toutes, on décrit des lésions cartilagineuses et des formations ostéophytiques entourant l'articulation en la déformant.

Quels sont les caractères qui peuvent les distinguer d'arthropathies de même ordre de nature tuberculeuse ? Anatomiquement, ils semblent peu tranchés : dans les descriptions du rhumatisme déformant tuberculeux de Poncet, on retrouve des lésions très analogues : l'ostéo-arthropathie hypertrophiante pneumique est regardée actuellement comme n'ayant pas une origine univoque ; on en a décrit des cas qui semblent bien de nature tuberculeuse. Enfin, récemment, Delbet présentait une arthropathie du genou ayant tous les caractères d'une arthropathie nerveuse, dont il décelait la nature tuberculeuse d'une façon indiscutable ; MM. Cotte et Blanc-Perducet discutaient la même étiologie à propos d'un cas d'arthropathie tabétique. Il est possible d'ailleurs que toute infection chronique puisse également être incriminée.

Nous sommes encore trop peu documenté sur cette question des arthropathies déformantes pour nous étendre plus longtemps sur ce sujet. Nous espérons seulement que, maintenant que l'on possède des procédés de laboratoire et des méthodes de traitement plus probants qu'autrefois, on arrivera sous peu à agrandir considérablement ce cadre et à rendre ainsi complète l'analogie de forme de la tuberculose et de la syphilis articulaires.

CONCLUSIONS

L'étude clinique de la syphilis articulaire montre qu'elle peut revêtir les mêmes formes que les arthropathies tuberculeuses, pseudo-rhumatismes, hydarthrose, pseudo-tumeur blanche et probablement aussi pseudo-rhumatisme déformant.

Parmi ces formes, quelques-unes ont des caractères suffisamment tranchés pour être d'un diagnostic facile.

La plupart ont des signes cliniques tout à fait insuffisants pour permettre de les distinguer d'une arthropathie de même type, d'origine tubercuculeuse. Il faut, dans ces cas, que l'interrogatoire et l'examen général du sujet viennent faire soupçonner la syphilis pour permettre d'éviter des erreurs. L'insuccès de l'immobilisation peut également mettre sur la voie du diagnostic.

Quelquefois, les renseignements fournis par l'examen clinique du sujet sont nuls ; ou bien ils induisent en erreur : un syphilitique, par son habitus extérieur, peut présenter le tableau complet du tuberculeux le plus typique.

Il est donc imprudent, soit de compter sur la clinique, soit de se fier à elle, dans le diagnostic différentiel de la tuberculose et de la syphilis articulaires.

Les examens de laboratoire, réaction de Wassermann, séro-diagnostic tuberculeux, tuberculino-réaction, peuvent quelquefois donner des renseignements précieux ; mais leur valeur est toute relative et les résultats qu'ils donnent demandent à être interprétés.

Seule, l'inoculation au cobaye duliquide articulaire, du pus de fistules ou de tissus morbides, conserve une valeur absolue ; toute arthropathie à laquelle correspond une inoculation positive est tuberculeuse, une inoculation négative ne devant d'ailleurs pas écarter à coup sûr la tuberculose.

Les bons effets du traitement spécifique, convenablement appliqué, confirment le diagnostic de syphilis.

BIBLIOGRAPHIE

ALAMARTINE, Ostéo-arthropathies hypertrophiantes d'origine tuberculeuse *(Revue de Chirurgie*, 1907).

ARNING, Polyarthritis syphilitica *(Ann. f. Dermat.*, novembre 1908, p. 232).

AUCLERT, *Contribution à l'étude des arthropathies, syphilitiques* (thèse de Paris, 1908).

BACH, Beitr. z. Kenntniss der syph. Gelenkkrankeiten *(Arch. f. Dermat. u. Syph.*, 1891).

BARBIER (H.), Notes sur les erreurs de diagnostic que peuvent causer les arthropathies dues au rhumatisme et à la syphilis héréditaire chez des enfants soupçonnés à tort de tumeur blanche au début *(Journal de Médecine de Paris*, 1907).

BARJON, *Du syndrome rhumatismal chronique déformant* (thèse de Lyon, 1896-1897).

BARKER, Différenciation des arthrites chroniques *(Congrès de Londres*, août 1913).

BAUDELOT, *Ostéo-arthropathie avec contracture dans la syphilis héréditaire tardive* (thèse de Paris, 1900).

BARRÉ, *les Ostéo-arthropathies du tabes ; étude critique et conception nouvelle* (thèse de Paris, 1912).

BARRETT, Syphilitic synovitis *(British Journal of Children's Diseases*, London, mars 1909).

BERGATH, Syphilit. Gelenk. in Röntgenbilde *(Arch. f. Dermat. und Syphil.*, 1910).

BERTIN, Arthropathies syphilitiques *(Société centrale de Médecine du Nord*, 1905 ; *Presse Médicale*, mai 1905, p. 278).

BLUMENTHAL, Ueber Gelenkerkrankungen im Fruhstadium der Syphilis *(Dissert. Med.*, Bonn, 1906).

BONNET, Arthrite syphilitique du coude avec fistulisation et lésions osseuses consisérables *(Société des Sciences* médicales, 15 novembre 1911 ; *Lyon Médical*, 1912, p. 137).

BONNET et GOYET, Ostéopathie d'origine tuberculeuse rappelant les ostéopathies nerveuses (*Société des Sciences médicales*, 9 mars 1910 ; *Lyon Médical*, p. 746).

BOUILLY, *Comparaison des arthropathies rhumatismales, scrofuleuses et syphilitiques* (thèse d'agrégation, 1878).

BRAQUEHAYE, *Annales de Dermatologie et de Syphiligraphie*, 1898.

BROCA, Syphilis héréditaire tardive des os (*Tribune Médicale*, 1904).

— Syphilis articulaire du genou chez l'enfant (*Concours Médical*, 25 juillet 1905).

BURGI, Réaction des syphilitiques à la tuberculine (*Congrès international dé Dermatologie et de Syphiligraphie*, Rome, 1912).

CARRUCCIO, Sifilide ed artropatie (*Nona riunione della Societa Dermatologica Italiana*, Rome, décembre 1907).

CHRÉTIEN, Un cas d'ostéo-arthropathie hypertrophiante chez une syphilitique (*Revue de Médecine*, 1893).

CHURCHMANN, Luetic bursopathy of Verneuil (*The American Journal of the Medical Sciences*, 1909, p. 371).

CLUTTON, Symetr. synovitis of the Knee in hered. syph. (*The Lancet*, 27 février 1886, p. 391).

COTTEN, Arthropathie syphilitique tertiaire (*France Médicale*, juillet 1879).

COURMONT (P.) et FROMENT, Septicémie et méningite cérébro-spinale à méningocoques chez un syphilitique (*Lyon Médical*, 1913).

DANJOU, *les Ostéo-arthropathies déformantes de la syphilis héréditaire* (thèse de Paris, 1887).

DAULOIS, Arthrite syphilitique déformante (*Annales de Dermatologie et de Syphiligraphie*, 1896).

DAUZAT, *Etude sur l'arthrite syphilitique* (thèse de Paris, 1875).

DEBONNESSET, *Considérations sur le diagnostic différentiel entre les manifestations osseuses et articulaires de la syphilis héréditaire et de la tuberculose* (thèse de Paris, 1906).

DEFONTAINE, *De la syphilis articulaire* (thèse de Paris, 1882).

DOMINICI, Contribution à l'étude des arthropathies syphilitiques (*Policlinico*, Partie chirurg., 1906).

Dunlop, Syphilitic synovitis in Children *(British Medical Journal,* 1904).

Duplay, Hydarthrose syphilitique chronique *(Bulletin Médical,* 1893).

Dureuil, *Contribution à l'étude des pseudo-tumeurs blanches syphilitiques* (thèse de Paris, 1880).

Falkson, Zur Lehere v. d. luet. Gelenkleiden *(Berliner klin. Wochenschrift,* 1883).

Fels, Syphilis of the knee-joint *(Wien. med. Presse,* 1904).

Finger, Ueber luetische Rheumatoide *(Wiener med. Woch.,* 1903).

Fouquet, *De la syphilis articulaire* (thèse de Paris, 1905).
— Hérédo-syphilis tardive. Hydarthroses multiples *(Société de Dermatologie et Syphiligraphie,* 1913).

Fournier (A.), *la Syphilis héréditaire,* 1886.
— Du pseudo-rhumatisme syphilitique de la période secondaire *(Gazette des Hôpitaux,* 1887).
— Arthropathies tertiaires *(la Syphilis,* novembre 1903, p. 321).

Fournier (A.) et Crouzon, Arthropathies au cours d'une syphilis secondaire *(Annales de Dermatologie,* 1902, p. 268).

Fournier (E.), *l'Hérédosyphilis tardive. Recherche et diagnostic,* 1906.

Frauenthal, Syphil. arthritis *(New-York med. Rec.,* 1906).

Gaillard, le Pseudo-rhumatisme syphilitique *(Société médicale des Hôpitaux,* 19 janvier 1906).

Gangolphe, Contribution à l'étude des localisations articulaires de syphilis tertiaire *(Annales de Dermatologie et de Syphiligraphie,* 1885).

Gaucher, Des gommes épiphysaires *(Société Clinique de Paris,* 1879).
— Les ostéites suppurées et les ostéo-arthrites de l'hérédosyphilis tertiaire *(Annales des Maladies vénériennes,* 1906).

Gaucher et Abrami, Hérédo-syphilis tertiaire osseuse et cutanée suppurée *(Bulletin de la Société Franaise de Dermatologie,* 1908).

Gaucher, Gastou et Babonneix, Un cas de périostite gommeuse du coude droit *(Annales de Dermatologie et de Syphiligraphie,* 1903).

Gaucher et Coyon, Syphilis méconnue. Lésions osseuses datant de deux ans *(Annales de Dermatologie et de Syphiligraphie,* 1901, p. 359).

Gaucher et Fournier (E.), Polyarthrite déformante d'origine hérédo-syphilitique (*Société de Dermatologie*, 1901).

Gaucher, Fouquet et Gréhant, Observation d'un nouveau cas d'ostéite syphilitique tertiaire suppurée du tiers inférieur du fémur avec arthropathie simulant une lésion tuberculeuse (*Société Française de Dermatologie et de Syphiligraphie*, 6 juin 1907).

Gaucher et Louste, Tumeur blanche syphilitique du poignet (*Société Française de Dermatologie et de Syphiligraphie*, 5 novembre 1908).

— Deux cas de syphilis héréditaire simulant la tuberculose (*Société de Dermatologie et de Syphiligraphie*, 4 mai 1905).

Gaucher et Lévy Bing, les Ostéopathies de la syphilis héréditaire (*Congrès international de Dermatologie*, New-York, 1907).

Gelma, *Etude de la pseudo-tumeur blanche syphilitique* (thèse de Paris, 1891).

Gérin Roze, *Union Médicale*, 1869.

Gologanoff, *Contribution à l'étude des arthropathies dans la syphilis acquise* (thèse de Montpellier 1907-1908).

Gouariantz, *Contribution à l'étude des arthropathies syphilitiques* (thèse de Lyon, 1914).

Gouget, Quelques observations d'hydarthrose syphilitique secondaire (*Annales de Dermatologie et de Syphiligraphie*, 1889).

Grandmaison (de) et Boidin, Hydarthrose syphilitique volumineuse et précoce (*Archives générales de Médecine*, 1902, p. 58).

Greco, Sifilitico y en periodo secundario con una artropatia de la rodilla izquierda (*Societad Dermatologica Argentina*, 19 mai 1909, *Revista Dermatologica*, décembre 1909, p. 12).

Gressent, *Des manifestations tardives de la syphilis héréditaire* (thèse de Paris, 1874, n° 233).

Griffon et Abrami, l'Hydarthrose syphilitique secondaire. Etude cytologique et expérimentale de l'épanchement (*Tribune médicale*, 1906, n° 44).

Griffon et Deherain, Pseudo-rhumatisme syphilitique. Hydarthrose volumineuse ; étude cytologique de l'épanchement (*Bulletin de la Société médicale des Hôpitaux de Paris*, 19 janvier 1906, p. 29).

Guido Marino, Contribution clinique à l'étude des arthropathies syphilitiques (*Il policlinico*, Section de Chirurgie, janvier 1907).

Guignard, *Etude sur les arthropathies rhumatismales dans le cours de la syphilis secondaire* (thèse de Paris, 1870).

Guillain et Hamel, Ostéo-arthropathies syphilitiques chez un malade présentant un signe d'Argyll Robertson (*Rev. Neurolog.*, Paris, 1905, XIII, p. 774).

Harttung, Syphilitische Erkrankung eines Kniegelenks (*Arch. für Dermatologie*).

— Luetische Gelenkerkrankungen (*Medizinische Klinik*, 1909, n° 27).

— Gelenklues (*Berliner klinische Wochenschrift*, 8 février 1909, p. 279).

Haslund, Syphilis congénitale ; arthrite des deux genoux ; kératite et iritis ; syphilis pulmonaire ? (*Société Danoise de Dermatologie*, 1904).

Haushalter, Rhumatisme chronique déformant de nature peut-être hérédo-syphilitique chez un enfant de vingt-huit mois (*Revue Médicale de l'Est*, 1906).

Hippel, Ueber die Häufigkeit von Gelenkerkrankungen bei hereditär Syphilischen (*Münch. med. Wochenschrift*, 4 août 1903).

Hunkin and Harker, Syphilis of bones and joints (*California State Journal of Medicine*, San Francisco, 1908).

Ioachimsthal, Ueber Knochendeformitäten bei hered. Lues (*Deutsch med. Woch.*, 1894).

Imbert, Des arthropathies syphilitiques (*Rev. gén. Gazette Hôpitaux*, 1899).

Ingold, *Des manifestations rhumatoïdes dans le cours de la syphilis secondaire* (thèse de Paris, 1875).

Kirmisson et Jacobson, Contribution à l'étude des arthropathies dans la syphilis héréditaire (*Revue d'Orthopédie*, 1897).

Korniloff, *Arthropathia tabidorum et syphilis*, 1890.

Lagrange, Article du *Traité de Chirurgie de Duplay et Reclus*, 1900.

Lancereaux, *Mémoires de la Société de Chirurgie*, septembre 1863.

— *Gazette des Hôpitaux*, n° 32, 1863.

— *Traité de la Syphilis*, 1re édition, 1866.

— Des arthrites syphilitiques (*Union Médicale*, 1873, p. 153).

Landerer, Einige Fälle von syph. Gelenkaffect. (*Arch. f. klin.*, 1884).

LANNELONGUE, Diagnostic des arthrites syphilitiques *(Bulletin Médical*, 1887).

LECÈNE, PROUST, TIXIER, *Précis de Pathologie chirurgicale.*

LEMERCIER, *Maladies chroniques réalisant le syndrome de Pierre Marie* (thèse de Paris, 1902).

LEVIN, Synovite de l'articulation du genou comme manifestation tardive de la syphilis *(Archives générales de Médecine,* janvier 1909, p. 50).

LUCE, Arthrites syphilitiques *(Société médicale de Hambourg,* 1902).

MAIGNON, *Contribution à l'étude de l'ostéo-arthropathie hypertrophique des tabétiques* (thèse de Paris, 1911).

MARFAN, Arthrite suppurée des deux genoux guérie par traitement spécifique au cours d'une maladie de Parot *(Société de Pédiatrie,* 1906).

MARINO, Arthropatia sifilitica *(Policlinico,* 1907).

MASSIA, Observations sur la réaction de Wassermann d'après une statistique de 1.500 cas *(Société médicale des Hôpitaux de Lyon,* 1914).

MÉTAYER, *les Manifestations articulaires de la syphilis héréditaire tardive* (thèse de Paris, 1903-1904).

MÉRICAMP, *Contribution à l'étude des arthropathies syphilitiques tertiaires* (thèse de Paris, 1882).

MÉRY et GUILLEMOT, Syphilis héréditaire tardive ; kératite interstitielle ; double ostéo-arthropathie du genou ; guérison *(Société médicale des Hôpitaux,* 27 mars 1903).

MÉRY et TERRIEN, Arthropathies syphilitiques à forme douloureuse chez une enfant de quatre ans *(Société médicale des Hôpitaux,* 17 juin 1904).

MOLLARD et FAVRE, Ostéo-arthrite syphilitique tertiaire. Pseudo-tumeur blanche syphilitique *(Société de Médecine de Lyon,* 7 février 1910 ; *Lyon Médical,* 1910, p. 505).

MOLLIÈRE (D.), Arthrite syphilitique *(Lyon Médical,* 1879).

MORESTIN, Syphilis articulaire *(Archives générales de Médecine,* 1901).

MOREL LAVALLÉE, les Pseudo-tumeurs blanches syphilitiques *(Union Médicale,* 1888).

MOUTOT, Nouveau cas de vaste ulcération gommeuse hérédo-syphilitique du genou *(Société des Sciences médicales de Lyon,* 16 mai 1906).

NEURATH, Kind mit heredosyphilitischen Knochen affectionen *(Wien. klin. Wochenschr.,* 1902, p. 1399).

NICOLAS et FAVRE, Syphilis héréditaire simulant des adénites et des arthrites scrofulo-tuberculeuses *(Société médicale des Hôpitaux de Lyon,* 9 mai 1905).

NICOLAS et FAVRE, Contribution à l'histologie pathologique des syphilides tertiaires cutanées *(Annales des Maladies vénériennes,* juin 1907).

— Cellules géantes et follicules syphilitiques dans les syphilides tertiaires cutanées et muqueuses *(Province Médicale,* 1907).

NICOLAS et GATÉ, la Réaction de Wassermann positive a-t-elle une valeur absolue ? *(Société médicale des Hôpitaux de Lyon,* 1914).

NICOLAS, FAVRE et LAURENT, Syphilis scrofuloïde cutanée, ganglionnaire, ostéo-articulaire. Contribution à l'étude du diagnostic différentiel entre syphilis et tuberculose *(Province Médicale,* 3 décembre 1910).

NICOLAS, FAVRE, CHARLET et AUGAGNEUR, Réactions des syphilitiques à la tuberculine *(Congrès international de Dermatologie et de Syphiligraphie,* Rome, 1912).

NICOLAS et LAURENT, Syphilis héréditaire tardive. Adénites cervicales suppurées. Ostéo-arthrite métatarso-phalangienne avec séquestres. Syphilides verruqueuses du dos des pieds et syphilides tuberculo-ulcéreuses disséminées *(Société médicale des Hôpitaux de Lyon,* 12 janvier 1909).

NICOLAS et MOURIQUAND, Perforation de la voûte palatine chez une enfant à manifestations scofuleuses multiples *(Société médicale des Hôpitaux de Lyon,* 14 février 1905).

— Ulcération et perforation palatine chez une enfant scrofuleuse et syphilitique héréditaire ; adénopathie scrofulo-syphilitique *(Société médicale des Hôpitaux de Lyon,* 11 avril 1905).

PARROT, *la Syphilis héréditaire et le rachitisme,* 1886.

PASCALIDÈS, *Tumeur blanche syphilitique* (thèse de Paris, 1905).

PERCY-PATON, Syphilitic joint disease *(Brit. med. Journ.,* 1903).

PLATEAU, *Etude sur les épanchements articulaires syphilitiques* (thèse de Paris, 1877).

POLEONE, Rhumatisme syphilitique *(Journal russe de Dermatologie).*

PORTER, Syph. of the knee-joint *(Chicago med. Rec.,* 1905).

QUEYRAT, Arthropathie du coude chez une syphilitique, considérée comme tumeur blanche et guérie par l'iodure de potassium *(Société médicale des Hôpitaux,* 5 juillet 1907).

RANGUEDAT, *Des arthrites dans la syphilis héréditaire* (thèse de Paris, 1883).

REBEYROLLE, *Contribution à l'étude de la syphilis osseuse héréditaire tardive dans ses manifestations articulaires et épiphysaires* (thèse de Paris, 1901-1902).

RENVERS, Gelenkkrankheiten und Syphilis *(Arch. f. Derm. und Syph.*, 1894).

RICHET, Mémoire sur les tumeurs blanches *(Mémoires de l'Académie de Médecine*, t. XVII, p. 249, 1853).

RIENBOËK, Zur radiographischen Anatomie und Klinik der syphilitischen Knochenerkrankungen an Extremitäten *(Zeitschr. f. Heilkunde*, 1902).

ROCHER et SAUSSET, Pseudo-tumeur blanche hérédo-syphilitique *(Journal de Médecine de Bordeaux*, 1904).

SAINT-PIERRE, *Contribution à l'étude des arthropathies de la syphilis héréditaire tardive* (thèse de Lyon, 1900).

SAUCET, *Contribution à l'étude des arthropathies de la syphilis héréditaire tardive* (thèse de Bordeaux, 1904).

SEQUEIRA, Case of tertiary syphilis (Gummatous tenosynovitis) *(Proccedings of the Royal Society of Medecine of London Dermatological Section*, 18 novembre 1909).

SERGENT, A propos d'un cas de tumeur blanche chez un tuberculeux syphilitique *(Bulletin de la Société Médicale des Hôpitaux*, 1905, p. 186).

SINGER, Ueber luet. Rhumatoide *(Wien. med. Woch.*, 1903).

STEIN, Ein Fall von Osteoarthropathie der Wirbelsäule *(Arch. für Dermatologie*, 1904).

STEINBERG, *Du pseudo-rhumatisme syphilitique* (thèse de Paris, 1898).

STERLING, Un cas de lésion syphilitique de l'articulation temporo-maxillaire *(Gaz. Lekarska*, 28 juillet 1906).

TAYLOR, Syphilitic lesions of the joints in hereditary and acquired infections *(Medical Record*, mai 1906).

THUILLARD, *Contribution à l'étude des arthropathies dans la syphilis acquise* (thèse de Paris, 1908).

TOURNIER, Rhumatisme articulaire subaigu au cours de la période secondaire de la syphilis *(Annales de Dermatologie et de Syphiligraphie*, 1889).

TUBBY, Bone and joint lesions in hereditary syphilis *(British Journal of Childrens Diseases*, London, février 1908).

VARIOT, Ostéo-arthrite syphilitique *(Journal de Médecine int. de Paris*, 1905).

VINAY, Synovite syphilitique secondaire *(Annales de Dermatologie et de Syphiligraphie, 1879)*.

VILLANÈNE, Un cas de polyarthrite syphilitique *(Rousski Vratch 21 juin 1903)*.

VOISIN, *Contribution à l'étude des arthropathies syphilitiques* (thèse de Paris, 1875).

VIVIER, Note sur un cas de pseudo-tumeur blanche syphilitique *(Annales des Maladies vénériennes, 1907)*.

WALTHER, Arthro-ostéite syphilitique du poignet *(Société de Chirurgie, 15 mai 1902)*.

WATERHOUSE, Remarks the on arthropathies of acquired syphilis *(British medical Journal, 1908, p. 1072)*.

WEIL, Un cas de manifestations articulaires ayant simulé le rhumatisme articulaire aigu au cours d'une syphilis secondaire *(Annales des Maladies vénériennes, 1908, p. 291)*.

WEISZ, *Ueber luetische Gelenkerkrankungen (Heilkunde,* avril 1904).

WELIAMINOFF, Arthrites hybrides. Syphilis et tuberculose *(Prot. St-Petresbourg Med. Khiv. Obstch., 1909-1910)*.

— *Syphilis articulaire,* 1910.

ZESAS, Ueber luetische Arthropatien *(Fortschritte der Medicin,* 1905).

TABLE DES MATIÈRES

Lyon. — Imprimerie A. Rey, 4, rue Gentil. — 67741